Vanessa Blumhagen

Die Hashimoto Diät

Die Hashimoto Diät

Vanessa Blumhagen

mvgverlag

Bibliografische Information der Deutschen Nationalbibliothek:
Die Deutsche Nationalbibliothek verzeichnet diese Publikation in der Deutschen Nationalbibliografie; detaillierte bibliografische Daten sind im Internet über http: //d-nb.de abrufbar.

Für Fragen und Anregungen:
hashimoto-diaet@mvg-verlag.de

Originalausgabe
3. Auflage 2014

ein Imprint der Münchner Verlagsgruppe GmbH,
Nymphenburger Straße 86
D-80636 München
Tel.: 089 651285-0
Fax: 089 652096

Redaktion: Antje Steinhäuser, München
Umschlaggestaltung: Maria Wittek, München
Umschlagabbildung: Manfred Baumann, Wien
Satz: Grafikstudio Foerster, Belgern
Druck: CPI – Ebner & Spiegel, Ulm
Printed in Germany

ISBN Print 978-3-86882-501-5
ISBN E-Book (PDF) 978-3-86415-646-5
ISBN E-Book (EPUB, Mobi) 978-3-86415-647-2

Inhalt

Der, der sagt, es sei nicht möglich,
sollte dem nicht im Wege stehen, der es tut.

Chinesisches Sprichwort

Vorwort

Die Industriestaaten sind längst eingetreten in das Zeitalter der chronischen Erkrankungen. Während in den Fünfzigerjahren des letzten Jahrhunderts in den Praxen noch circa 80 Prozent akute Fälle und circa 20 Prozent chronische Fälle behandelt wurden, ist das seit den Neunzigerjahren genau umgekehrt: 80 Prozent chronisch Kranke stehen 20 Prozent akut Kranken gegenüber. Inzwischen gibt es zahlreiche Praxen, die ausschließlich chronisch Kranke behandeln.

Hashimoto Thyreoiditis, diese Autoimmunerkrankung, die eine chronische Entzündung der Schilddrüse bewirkt, hat sich regelrecht zur Volkskrankheit entwickelt. Allein etwa zehn Millionen Deutsche, darunter besonders viele Frauen, leiden an der langsamen Zerstörung ihrer Schilddrüse.

Unsere Universitätsmedizin hat zweifelsohne zahlreiche und hilfreiche Verdienste erbracht. Jedoch mit ihren Anti-Mitteln wie Anti-Biotika, Anti-Diabetika, Anti-Depressiva, Anti-Hypertensiva, An-Algetika (Schmerzmitel), Anti-Phlogistika (gegen Entzündungen) etc. pp. (die Liste ließe sich fortsetzen) können zwar die Symptome gelindert, aber keineswegs die Ursachen geheilt werden. Diese Mittel und ihre starke Verbreitung tragen sogar oft zur Chronifizierung der Erkrankungen bei, womit die Medizin in manchen Fällen schlimme Schäden verursacht, wie der Arzt Vernon Coleman in seinem Buch »Wie Sie Ihren Arzt davon abhalten, Sie umbringen« aus dem realen Leben darstellt. In jedem Fall ist der moderne, technisch extrem hochgerüstete Arzt kein Heiler, sondern meistens ein Symptomverwalter.

Gerade bei Hashimoto Thyreoiditis ist es jedoch unabdingbar, die Ursache für Schlafstörungen, Haarausfall, Gewichtszunahme und Depressionen anzugehen, um dauerhaft zu einem stabilen Wohlgefühl zurückzufinden. Nur ein Zusammenspiel aus richtiger Ernährung, fein abgestimmter Bewegung, gut gewählten Medikamenten und sinnvollen Gewohnheiten bringt den Erkrankten die Balance und das Wohlfühlgewicht zurück.

Aus diesem Grund müssen wir Medizin in wesentlichen Bereichen von Grund auf neu denken. Welche Wege haben wir bisher vernachlässigt, welche Möglichkeiten haben wir bisher noch gar nicht bedacht? Medizin muss wieder kreativ, schöpferisch, lebendig werden und muss sich an den Regeln und Gesetzen der Natur orientieren. Medizin darf nicht nur ein bürokratisch-technokratisches Monstrum sein. Ärzte müssen den Mut und die Fähigkeit wiedererlangen, aus dem aufgezwungenen Normenzwang auszubrechen, und müssen wieder die individuellen und die von der Natur vorgegebenen Regeln und Gesetze sowie die ganzheitliche Funktionsweise eines Körpers verstehen lernen.

Wir Ärzte müssen wieder lernen, wie alles mit allem zusammenhängt und einander bedingt, anstatt nur Spezialist für ein einzelnes, isoliertes Organ zu sein. Wir müssen wieder begreifen, wie die Funktion der Schilddrüse zusammenarbeitet mit der Nebennierenrinde, dem Nebennierenmark, den Eierstöcken und den Hoden, der Verdauungsleistung des Darms, der Leber, der Galle und der Bauchspeicheldrüse. Wir Ärzte müssen wieder die Regelkreise dieses Gesamtkunstwerkes verstehen lernen.

Nichts ist perfekter als die Natur. Nichts ist klüger, als ihre Gesetze zu verstehen und zu beherzigen. Wir Ärzte müssen wieder den unendlichen Reichtum und die erstaunlichen, oft verblüffenden Möglichkeiten der Naturheilmittel und den entscheidenden Einfluss der Lebensmittel auf unsere Gesundheit verstehen lernen, statt ausschließlich die Anti-Mittel der Pharmakonzerne auswendig zu lernen.

Die nahezu vollständige Ausblendung der Umweltmedizin, der Ernährungslehre, der biologischen und ganzheitlichen Medizin legt ein eher trauriges Zeugnis davon ab, in welchem Umfang der Anti-Mittel-Lobbyismus die Universitätslehre beherrscht. Ärzte sollten den Mut aufbringen, die universitätstypische Logik »weil ich es nicht kenne, ist es falsch« auf den Müllhaufen der Geschichte zu werfen.

Wenn wir unseren Verstand aus den Zwängen und Verkrustungen akademischer Denkwege befreien, gibt es neue und altbewährte Wege in der Medizin, die sich nicht nur einer Symptomverwaltung mit zahlreichen unerwünschten Nebenwirkungen unterwerfen, sondern tatsächlich die Ursachen des Krankseins erforschen, erkennen und erfolgreich behandeln. Hierzu muss Medizin wieder frei sein: vorurteilsfrei, ideologiefrei, barrierefrei, lobbyismusfrei. Dadurch ergeben sich freie, neue Wege.

Vanessa Blumhagen ist als Journalistin mit freiem und unvoreingenommenem Verstand der »Neuen Medizin« auf der Spur. Ihr klarer, genauer Verstand zeichnet ein präzises Bild der Möglichkeiten, die alle Menschen interessieren werden, die nach Hilfe und Lösungen bei chronischen Krankheiten suchen. Sie hilft uns, Hashimoto in seinen größeren Zusammenhängen zu begreifen, bietet brauchbare und wirkungsvolle Anregungen, zeigt neue, gangbare Wege auf, leistet damit ebenso konkrete wie umfassende Hilfe und bringt es fertig, von Hashimoto Betroffene trotz ihrer Krankheit zu einem belastbaren und verlässlichen körperlichen Wohlgefühl zu verhelfen.

Das Verdienst, das sich Vanessa Blumhagen mit diesem Buch erworben hat, ist nicht hoch genug zu schätzen.

Hamburg, im April 2014

Dr. med. Til Steinmeier

Dr. Steinmeier führt eine Praxis für biologische, ganzheitliche und Umweltmedizin in Hamburg.

»Vanessa Blumhagen schreibt blitzehrliche Bücher für Patienten, für Menschen, für Hilfesuchende. Und sie gibt wirkliche Antworten und Hilfe. Direkt umsetzbar. Direkt helfend. Weiter so, meine Patienten lieben sie!«

Dr. Harold Eymer, Zahnarzt (Hamburg)

»Die Art und Weise, wie Vanessa Blumhagen mit dem leider stark vernachlässigten und wichtigen Thema Hashimoto umgeht, ist herausragend. Ich habe viele Patienten mit diesem Krankheitsbild, und fast alle haben lange Odysseen hinter sich auf dem Weg zur Diagnosestellung und sogar auch danach. Dieses Buch ist nicht nur ein informativer Leitfaden für die Betroffenen, sondern öffnet die Augen für Schulmediziner und Kollegen, sich mit dieser Autoimmunkrankheit intensiver zu beschäftigen. Für mich eine Pflichtlektüre, die auch noch Mut macht!«

Kirsten Gröling, Heilpraktikerin (Hamburg)

»Auch wir haben einen langen Weg hinter uns, mittlerweile Hashimoto im Doppelpack. Nach der ersten Diagnose fühlten wir uns immer wieder alleine gelassen mit einer Erkrankung, die häufig nicht ernst genommen wurde und die kaum jemand zu kennen schien. Durch Frau Blumhagens Buch und ihr ungebremstes Engagement, auf Hashimoto aufmerksam zu machen, hat sich das komplett geändert. Verwandte und Freunde erzählen, sie hätten darüber gelesen, und wenn wir uns heute mit anderen über Hashimoto unterhalten, heißt es oft: ›Ach, darüber habe ich einen Bericht gesehen/gelesen.‹ Es bewegt sich etwas, und das zu erleben ist großartig!«

Kerstin Burkard & Marius Cramer (Koblenz)

»Durch das Buch von Frau Blumhagen habe ich die naturheilkundliche Richtung eingeschlagen. Sogar mein Endokrinologe in Palma war begeistert. Tägliche Substitutionen nach genauer Analyse machen mein Leben wieder lebenswert, da ich schon kurz vor Psychopharmaka-Einnahme stand. Danke, liebe Vanessa Blumhagen, für die gute Recherche und für die wertvollen Tipps für meine eigenen Patienten, denen ich natürlich voller Begeisterung davon erzähle.«

Klaus Zeumer, Heilpraktiker (Palma de Mallorca)

»Als ich 2002 die Diagnose Hashimoto bekam, war ich zunächst einmal geschockt. Mittlerweile habe ich gelernt, mit der Krankheit umzugehen. Allerdings hatte ich Probleme, schwanger zu werden, und auch in der Schwangerschaft hatte ich heftige Hormonschwankungen. Zum Glück habe ich einen sehr guten Endokrinologen und Vanessa Blumhagen, die wichtige Aufklärungsarbeit leistet. Denn ich habe immer noch oft das Gefühl, dass viele keine Ahnung von der Dimension der Krankheit haben.«

Eva Imhof, RTL-Moderatorin (Berlin)

»Berufsbedingt habe ich ein paar Hundert Bücher gelesen und nur wenige regelrecht in mich aufgesaugt. Das Hashimoto-Buch meiner Berufskollegin Vanessa Blumhagen gehört dazu. Natürlich, weil es auch meine Gesundheit beziehungsweise Krankheit betrifft, aber nicht nur. Das Buch ist großartig. Sehr aufwendig recherchiert, inhaltlich fundiert, gut gegliedert, verständlich formuliert und auch ohne Fotos und Grafiken prima serviert. Zwei wichtige Botschaften stehen im Mittelpunkt: Schilddrüsenerkrankungen sind so komplex, dass hier keine Wunderpille allein hilft. Und der Kampf dagegen kann einen verrückt machen. Es tröstet, wenn man weiß: Anderen geht's auch so. Man kann sich vergleichen. Und die zweite Botschaft ist noch wichtiger im Alltag beim Onkel Doktor: Patienten, lasst euch nicht von Ärzten einlullen (»Da kann man nichts tun«) oder gar als Hypochonder abqualifizieren (»Sie bilden sich alles nur ein«). Danke im Namen der Schilddrüsenpatienten. Hoffentlich lesen das auch Ärzte.«

Dr. Tomas Kittan, Zeitungsredakteur (Berlin)

»Ich habe Vanessa im Rahmen einer Reportage über Hashimoto vor einem Jahr kennengelernt. Ich wusste noch nicht genug über die Krankheit, also fragte ich Vanessa. Sie gab mir Infos über Ärzte, Heilpraktiker und Medikamente. Das ganze Wissen, was sie schon zusammengetragen hat, reicht ihr nicht. Vanessa forscht immer weiter und trägt das neu gewonnene Wissen in ihren Büchern zusammen und macht es so für jedermann zugänglich. Vanessas Bücher sind in keinem Fachchinesisch geschrieben, alles ist gut verständlich! Auch auf der von ihr ins Leben gerufenen Facebook-Seite ›Hashimoto Deutschland‹ ist sie immer bereit, sich den Fragen der User zu stellen oder andere Hilfe an die Hand zu geben. Liebe Vanessa, mach weiter so!«

Sylvia Soppa (Hamburg)

»Wenn ich mich so umschaue, habe ich in meinem Umfeld eigentlich *keine* Freundin, Kollegin oder Bekannte, die *nicht* unter ihrer Schilddrüse leidet. Und jede Frau plagen andere Symptome. Manche mehr, manche weniger. Eines aber haben alle gemeinsam: Sie sind froh, dass Vanessa ihr geballtes Wissen aufgeschrieben hat. Das verkürzt so manchen Ärztemarathon.«

Anna Funck, MDR-Moderatorin (Hamburg/Dresden)

1. KAPITEL

Von der Diagnose zum ersten Buch – und was danach passierte ...

Es ist etwa ein Jahr her, dass ich vor meinem Laptop saß und alles aufschreiben wollte. Über meine Geschichte mit der Autoimmunerkrankung Hashimoto Thyreoiditis, meine Odyssee von Arzt zu Arzt, meine Verzweiflung, die vielen Tränen und die Wut darüber, dass mir nicht geholfen wurde, bis zur selbst gestellten Diagnose und weiter bis zu einem (wieder lebenswerten) Alltag mit dieser Autoimmunkrankheit.

Ich hatte das Konzept damals schon im Kopf, genau wie jetzt. Ich war voller Begeisterung. Wenn ich nur ein paar Menschen erreichen könnte, einigen helfen könnte, besser mit der Krankheit zu leben ... Doch was alles passieren würde, nachdem mein erstes Buch »Jeden Tag wurde ich dicker und müder« im April 2013 erschienen war, hätte ich nie zu träumen gewagt!

Das Buch stieg innerhalb kürzester Zeit in der Spiegel-Bestsellerliste in die Top Ten ein. Fernsehsender in Deutschland und Österreich, Tageszeitungen, Frauenzeitschriften und People-Magazine berichteten plötzlich über eine Krankheit, deren Namen zuvor kaum einer je gehört hatte. Und sie tun es noch immer!

Bei Vorträgen stand ich Hunderten Frauen (und einigen Männern) gegenüber, die mich mit Fragen überschütteten und mich am Ende der Veranstaltung vor lauter Dankbarkeit unbedingt drücken wollten, weil sie endlich Licht sahen am Ende eines deprimierenden, scheinbar endlosen Tunnels.

Und auch heute noch sprechen mich fast jeden Tag Menschen an – auf der Straße, beim Einkaufen, bei Veranstaltungen oder im Freundeskreis – und erzählen mir ihre Hashimoto-Geschichte. Mein Team von Hashimoto Deutschland und ich bekommen so viele Mails, Briefe, Faxe, Facebook-Nachrichten, dass wir die Flut kaum bewältigen können. Die Betroffenen fühlen sich zum ersten Mal verstanden, finden sich in meinem Buch und den Erzählungen anderer Hashimoto-Patienten auf unserer Facebook-Seite Hashimoto Deutschland und unserer Website (www.hashimoto-deutschland.de) wieder.

So schrieb mir Sandra A.-K.: »Ich stehe noch ganz am Anfang mit Hashimoto und bin gerade dabei, selbst so viele Informationen wie möglich über diese Krankheit zu erfahren. Ihr Buch habe ich verschlungen. Es hat mir sehr geholfen, mir Zweifel an mir selbst genommen, warum ich es einfach nicht schaffe, durch Sport und Ernährungsumstellung (kohlenhydratarm) abzunehmen, und auch noch ständig zunehme! Ich wollte mich ganz herzlich bei Ihnen bedanken, weil Sie mir die Augen geöffnet zu haben.«

Es gibt aber auch immer wieder traurige Geschichten: Eine 33-jährige Frau, die wegen ihrer unbehandelten Hashimoto-Erkrankung früh verrentet wurde. Solche Schicksale machen mich wütend, aber spornen mich auch immer wieder dazu an weiterzumachen.

Es ist eine Bewegung entstanden von Patienten, die nicht länger auf Hilfe warten, sondern ihr Schicksal selbst in die Hand nehmen wollen. Ich muss oft schmunzeln, wenn ich lese, wie leidenschaftlich auf unserer Facebook-Seite diskutiert wird oder welche interessanten Fragen aufgeworfen werden, die man alleine nie beantworten könnte. Endlich sind da andere, die einen verstehen, die nachvollziehen können, warum man sich irgendwann nicht mehr zusammenreißen kann, weil es einem seit Monaten, wenn nicht seit Jahren, schlichtweg schlecht geht. Schon die Gewissheit, dass es Gleichgesinnte gibt, ich mir diese Symptome, die ewige Müdigkeit, die Gelenkschmerzen, die miese Stimmung, die Taubheit in Händen und Füßen, die Verdauungsprobleme, den Haarausfall, den Schwindel und die Schlafstörungen nicht einbilde – allein das tut einfach gut. Deshalb freue ich mich über jeden, der den Weg zu uns findet.

Und das Schönste: Ärzte bedanken sich für die Anregungen und die Schilderungen einer Betroffenen. Die Ärztekammer Hamburg zum Beispiel hat höflichst um ein Exemplar von »Jeden Tag wurde ich dicker und müder« für ihre Bibliothek gebeten. Hat sie natürlich sofort bekommen – mit Widmung!

Die Mediziner, und das geben immer mehr selbst zu, haben nur unzureichendes und unvollständiges Wissen über das komplexe Krankheitsbild, das Hashimoto mit sich bringt. Und sie haben im Praxisalltag selten Zeit, sich dem ganzen Menschen zu widmen – das aber wäre dringend notwendig, will man den Betroffenen wirklich helfen.

Ärzte zu erreichen, sie ins Boot zu holen und dazu zu bewegen, sich ernsthaft mit unseren Beschwerden auseinanderzusetzen, das war und ist ein heimlich gehegter, großer Traum von mir. Und Stück für Stück wird er Realität. Ganz sicher werden wir mit diesem zweiten Buch einen weiteren Schritt in diese Richtung machen.

Nach der großen Anteilnahme und der positiven Resonanz zum ersten Buch kam schnell die Idee, ein zweites zu machen. Schließlich sind längst nicht alle Fragen beantwortet. Auch das zeigen mir die vielen Mails und Briefe, die ich jeden Tag von anderen Betroffenen bekomme. Also musste ich beschließen: Was sollte in einem zweiten Buch stehen? Für mich war sofort klar, dass all das, was ich in den letzten zwölf Monaten seit Erscheinen von »Jeden Tag wurde ich dicker und müder« »erforscht« und durchlebt hatte, was ich Neues erfahren, gelesen und ausprobiert hatte, darin vorkommen sollte. Eigentlich müsste dieses Buch hier »Mein Leben mit Hashimoto Teil 2« heißen. Denn genauso ist es: Die Reise geht weiter. Ich blicke immer mehr durch im Labyrinth der unzähligen Beschwerden und deren Hintergründe. Und das will ich weitergeben. An Sie und die mindestens zehn Millionen anderen Hashimoto-Betroffenen allein in Deutschland!

Das Wichtigste ist, dass Sie als Betroffene immer besser verstehen, warum es Ihnen so schlecht geht und woher dieses oder jenes Symptom rührt. Denn nur, wenn die Vorgänge in Ihrem Körper nicht länger etwas sind, dem Sie sich ahnungs- und damit hilflos ausgesetzt fühlen, können Sie den richtigen Weg einschlagen, um dagegen anzugehen.

Nun, ich kann Ihnen versprechen, die gemeinsam begonnene Reise zu einem besseren Leben mit Hashimoto geht jetzt weiter. Sie werden in diesem Buch viel Neues erfahren. Und ich verspreche Ihnen zudem, wie schon bei Buch Nummer eins: Ich habe alles, wirklich ausnahmslos alles, selbst ausprobiert und erlebt.

Ich bin selbst mit meinem Weg noch nicht am Ende. Solange ich nicht alles verstanden habe und nicht jeden Morgen aufwache und es mir einfach gut geht, so lange werde ich weitersuchen. Denn ich glaube fest daran, dass ich trotz meiner Krankheit schlank, fit und glücklich sein und mich in meinem Körper dauerhaft wohlfühlen kann. Das ist mein großes Ziel, das ich gern mit Ihnen teile und gemeinsam verfolge.

Allen »Neuen«, die sich noch nicht oder nicht gut mit dem Thema Hashimoto auskennen, empfehle ich als Basis, das erste Buch »Jeden Tag wurde ich dicker und müder« zu lesen. Denn darauf baut vieles auf, was ich auf den folgenden Seiten behandle.

Aber ganz egal, wie Ihr Wissensstand ist: Es wird spannend. Lassen Sie uns also zusammen auf eine Reise gehen, an deren Ende Sie vieles erfahren haben werden, das Ihnen das Leben mit Hashimoto noch leichter und angenehmer machen wird.

Auf geht's! Ich freue mich, Ihre Reiseleiterin sein zu dürfen!

Ihre Vanessa Blumhagen

2. KAPITEL
Zurück zum Wohlfühlen!

Bei meiner Suche nach mir bisher unbekannten Möglichkeiten, Hintergründen und Therapien wurde immer klarer: Mit ein paar Tabletten, Pülverchen oder Tropfen ist es bei Hashimoto nicht getan! Die Rezepte, die mir meine Ärzte ausstellen können, helfen sicher bis zu einem gewissen Punkt, aber es muss noch mehr geben. Es gibt eine tiefere Wahrheit, eine Basis, die ich selbst schaffen muss, um diese Krankheit in den Griff zu bekommen.

Der Buchtitel »Die Hashimoto-Diät« bezieht sich deshalb nicht (allein) aufs Thema Abnehmen. Diät bedeutet im Griechischen »Lebensweise«. Und darum soll es hier gehen. Wir müssen unseren (neudeutsch) »Lifestyle« dringend überdenken. Ganz viel dazu finden Sie im Kapitel 5, in dem es ums Entgiften geht. Und in Kapitel 6, in dem sich dann doch alles ums Essen dreht. Aber keine Sorge! Ich will Ihnen nichts wegnehmen und Sie auch nicht einschränken. Nur ein paar kleine Anregungen geben, wie man mit wenig Aufwand viel verändern kann. Suchen Sie sich aus, was Ihnen davon zusagt, und probieren Sie es einfach aus.

Ich versichere Ihnen, je mehr Sie das machen, was Ihrem Körper guttut, desto näher werden Sie sich selbst wieder sein. Und desto wohler werden Sie sich in Ihrer Haut fühlen. Dann isst man ganz automatisch, was der Körper wirklich braucht. Dann spürt man, ob man ruhen oder losrennen soll. Ob man schlafen oder tanzen muss. Das ist schon mal ein Trick.

Eigentlich ist Hashimoto eine Reise, die wir uns nicht selbst ausgesucht haben. Wenn Sie sich auf den Weg zurück zu sich selber begeben, dann werden Sie belohnt. Und vielleicht können Sie dann dieser Krankheit sogar etwas Positives abgewinnen, vielleicht sehen Sie sie sogar irgendwann als Geschenk. So, wie ich es tue. Sie werden aufhören, auf die anderen zu schielen, denen »es so viel besser geht«. Die haben auch alle ihre Baustellen, glauben Sie mir. Die sind auch nicht alle bedingungslos glücklich. Seitdem ich das so mache, geht's mir besser. Und ich bin wieder ganz bei mir. Mal mehr, mal weniger, zugegeben. Aber ich weiß: Es liegt in meiner Hand und es ist gar nicht so schwer.

Auch ich musste schmerzlich feststellen, dass nur ich etwas ändern kann. Auf andere, vor allem auf Ärzte hoffen und warten, die mir helfen, hat in den meisten Fällen nichts gebracht. Ich wurde nur enttäuscht. Das Buch hier soll auch ein Ansporn sein, Ihr Leben und Ihr Wohlbefinden selbst in die Hand zu nehmen.

Auf den folgenden Seiten stelle ich Ihnen die unterschiedlichsten Methoden und Wege vor, jenseits der abgedroschenen Schulmediziner-Lehren, die Sie wahrscheinlich schon zigmal gehört und gelesen haben. Versuchen Sie, Ihrem Gespür zu folgen, hören Sie auf Ihren Bauch! Das ist der erste Schritt. Und wenn es nicht gleich klappt, probieren Sie eine andere Methode aus. Jeder Mensch ist anders. Jeder fühlt, riecht, schmeckt und funktioniert anders. Und deshalb gibt es auch kein Universalrezept. Keine Pille, die alle schlucken können und am nächsten morgen schlank, fit, zufrieden und glücklich aufwachen. Das ist (leider) so, deshalb vergessen wir diese Vorstellung gleich wieder. Sie bremst uns nur auf unserem Weg zurück zu einem herrlichen Leben. Mit jedem Schritt, den Sie in die für Sie richtige Richtung gegangen sind, wird Ihr Stolz und Ihr Selbstvertrauen wachsen. Und Sie werden mit Rückschlägen besser umgehen können. So geht es mir auch, immer noch und immer wieder.

Bitte seien Sie sanft und gutmütig mit sich selbst. Ich war lange böse auf mich, weil mein Körper nicht machte, was ich wollte: Er wurde nicht schlanker. Meine Laune wurde nicht besser. Und ich fühlte mich nicht wohl. Jahrelang. Wenn dann auch noch mein Geist gegen mich selbst gekämpft hat, war das nicht gerade hilfreich oder produktiv. Seit ich entspannter mit mir umgehe, geht's meinem Körper und meiner Seele auch besser. Ist ein Tag mal nicht so gut, was soll's! Morgen habe ich eine neue Chance. Das ist nicht immer einfach, sich so zu sehen, ich weiß! Aber je öfter Sie es probieren werden, desto besser funktioniert's!

Auch wenn es sich jetzt so anhören mag, das wird kein esoterischer Ratgeber. Ich möchte Ihnen nur das Gefühl für sich selbst wieder zurückgeben, das alle anderen für selbstverständlich halten, weil sie es im Schlamassel der Symptome und Beschwerden, zwischen Haarausfall, ausbleibender Regel, Kopf- und Gliederschmerzen und Lebensmittelunverträglichkeiten nicht verloren haben – so wie wir. Andere Leute, die kein Hashimoto haben, können nicht nachvollziehen, wie es uns geht. Und das können wir ihnen auch nur bis zu einem gewissen Punkt verständlich machen.

Ich wünsche Ihnen verständnisvolle Freunde und Familienmitglieder. Aber das Wichtigste ist, dass Sie auf sich hören und dem folgen, was Ihnen guttut.

Im ersten Buch habe ich vorgeschlagen, eine Art Tagebuch zu führen: Welche Tablette in welcher Dosierung haben Sie wann am jeweiligen Tag genommen. Was haben Sie gegessen, wie geschlafen und wie ging es Ihnen dabei. Das rate ich immer noch allen Hashimoto-Patienten, weil es einfach ein wertvolles Tool ist, um zu erkennen, was einem guttut. Und was nicht. Sie können immer wieder zurückschauen und anhand der Aufzeichnungen Veränderungen besser erkennen. Außerdem ist dies ein gutes Mittel, um gegenüber Ärzten zu belegen, welche Methoden angeschlagen haben und welche nicht. Sie können es dokumentieren, haben sozusagen schriftliche Beweise. Denn dass Blutwerte nicht die besten Ratgeber im Umgang mit Hashimoto sind, haben wir wohl alle schon erfahren. Auch wenn Ärzte sich mit ihrer Meinung und Einschätzung der Lage meist beharrlich nur darauf stützen.

Trotzdem soll es auch in diesem Buch um glasklare Fakten gehen. Medizinische Zusammenhänge, die Sie körperlich und psychisch weiterbringen werden – und von denen Ihr Arzt Ihnen bisher womöglich noch nichts erzählt hat. So viel sei schon verraten: Es ist weniger die Schilddrüse, um die es sich drehen wird. Die Nebennieren und der Darm sind die Hauptdarsteller in diesem Buch. Denn sie sind die Dreh- und Angelpunkte bei einer Autoimmunerkrankung. Die Schilddrüse ist (in unserem speziellen Fall) nur das Opfer …

Ging es im ersten Buch noch um die medizinischen Grundlagen, gehen wir jetzt in die Tiefe und erkunden die Ursachen des ganzen Durcheinanders.

Sie werden am Ende des Buches verstanden haben, dass alles in und um uns noch enger miteinander zusammenhängt, als Ihnen bisher klar war. Und dass Sie mit einer Änderung Ihres Lifestyles, Ihrer Art zu essen, zu konsumieren, sich zu pflegen und einzukaufen einen wichtigen Schalter umlegen können, um Ihr Wohlbefinden zu verbessern. Dazu gehört natürlich auch, sich fitter, leichter, glücklicher und aktiver zu fühlen – mit dem Gewicht, das Sie sich aussuchen.

Ich kann nur immer wieder betonen, dass es mir gar nicht darum geht, Modellmaßen zu entsprechen. Ich muss nicht in Size Zero oder Kleidergröße 34 passen. Um Himmels willen! Ich möchte nur abnehmen können, für den Fall, dass ich das Gefühl habe, dass da ein paar Kilos zu viel auf meinen Hüften sitzen. Es geht vielmehr um die Möglichkeit. Ich möchte die Wahl haben. Ob ich es schlussendlich wirklich tue, ob ich wirklich ein paar Pfund abnehme, das muss ich doch jetzt nicht entscheiden. Das Einzige, was ich möchte, ist, die Ausgangslage zu schaffen. Wenn ich Lust auf mehr oder anderen Sport und einen strafferen Bauch habe, dann möchte ich die Chance haben, das auch tatsächlich umzusetzen. Darum geht es. Wenn ich wollte, könnte ich. Wenn … Das gehört für mich zu meinem Wohlbefinden dazu. Aber da ist noch so viel mehr!

Es geht jetzt nicht mehr nur um die Behandlung der Symptome, sondern darum, der Krankheit ihre Basis, ihren Nährboden zu nehmen. Ihr sozusagen die Versorgungsleitungen zu kappen. Damit wird sich nicht nur Ihre Lebensqualität, Ihre Energie, Ihre gute Laune und nicht zuletzt Ihr Gewicht (sollte das ein Problem darstellen) zum Positiven verändern, Sie können sich damit auch vor weiteren Autoimmunerkrankungen wie Multiple Sklerose, Vitiligo, Rheuma, Diabetes Typ 1 und dergleichen schützen. Schon das ist für mich Ansporn genug: auf mich zu achten und ein paar Kompromisse einzugehen. So kraftraubend Hashimoto und seine Auswirkungen auch sind, so sehr mich all das jeden Tag neu auf die Probe stellt und stetig beschäftigt – ich setze alles daran, nicht noch eine weitere Tür aufzustoßen zu einer zusätzlichen Erkrankung. Denn der Spalt ist da, die Disposition habe ich automatisch, weil ich schon eine Autoimmunerkrankung habe. Das führen sich die meisten leider nicht vor Augen. Und auch die Ärzte sagen einem nicht, dass wir Hashimoto-Betroffenen umso stärker gefährdet sind.

Aber keine Angst! Wir sind diesem Schicksal nicht hilflos ausgeliefert! Wir können etwas tun! Unseren Körper entlasten, zum Beispiel. In ganz unterschiedlichen Bereichen.

3. KAPITEL
Hashimoto und die Kilos

Hashimoto hat unendlich viele Gesichter. Jeder Betroffene und jede Betroffene hat unterschiedliche Symptome, die sich ständig verändern (können). Einige habe ich bereits genannt: man fühlt sich schlapp, frustriert und antriebslos, die Gelenke tun weh, Hände und Füße fühlen sich zeitweise an wie nutzlose Klumpen, die Verdauung funktioniert nicht, man kann nicht schlafen, die Haare fallen einem aus und viele Frauen bleiben ungewollt kinderlos. Ein Thema aber, das die meisten stört, ist und bleibt die Gewichtszunahme. Auch wenn die meisten Patienten noch zig andere Probleme haben, am Ende fast jeder Mail und jedes Briefes, die ich in den letzten Monaten bekommen habe, stand, dass die ungewollt dazugewonnenen Pfunde das Leben mit Hashimoto noch schwieriger machen. Und die oder den Betroffenen noch unglücklicher und hoffnungsloser. Und am allerschlimmsten: Das Selbstbewusstsein leidet ungemein. Man fühlt sich ja nicht nur in seiner eigenen Haut nicht mehr wohl, sondern wird noch dazu von anderen blöd angeguckt: Die Umgebung betrachtet die zunehmende Fülle meist argwöhnisch und reagiert durchaus gelegentlich mit hämischen Kommentaren. Niemand, der nicht unter der gleichen Problematik leidet, kann oder möchte glauben, dass man sich abends nicht doch heimlich eine Tüte Chips, Schokolade, Eis oder ein paar Cheeseburger einverleibt. Es ist einfach für viele nicht nachvollziehbar, dass manche Menschen zunehmen, ohne mehr oder anders zu essen. Deshalb möchte ich endlich einmal eine Lanze brechen, schon allein, weil es mir genauso ging, jahrelang! Ich will, dass Sie sich nicht mehr verstecken und schlecht fühlen.

Die meisten essen »richtig«, und es tut sich doch nichts! Meine wichtigste Lektion war, das schlechte Gewissen loszuwerden. Das war auch mit das Schwierigste am ganzen (Lern-)Prozess. Steht man morgens auf der Waage und hat ein Kilo mehr drauf, muss man etwas falsch gemacht haben. Dieses Denken steckt ganz tief drin, das hat man von klein auf gelernt und liest es heute in jeder x-beliebigen Frauenzeitschrift. Es kann schließlich gar nicht anders sein: Man muss schwach geworden sein. Ich habe nicht nur eine Waage mutwillig zerstört in meinem Frust.

Eigentlich weiß ich schon vor dem Draufstellen, ob es heute gut aussieht oder schlecht. Ob die Zahl höher ist als gestern oder niedriger. Aber selbst wenn ich ein mieses Gefühl habe, weil meine Oberschenkel aneinanderreiben und mein Bauch von oben aufgequollen aussieht, selbst dann hoffe ich meist noch, dass sich mein Bauchgefühl irrt. Aber die Hoffnung wird eigentlich immer enttäuscht. Die Zahl ist unerbittlich ehrlich.

Was habe ich schon Tränen vergossen in den letzten Jahren in meinem gelb gekachelten Bad! Wie oft saß ich nach dem morgendlichen Wiegen flennend zusammengekauert auf dem Boden im Badezimmer, den Rücken an die Heizung gepresst, vor mich hin wimmernd. Da bricht jedes Mal eine Welt zusammen. Kennen Sie dieses besch… Gefühl auch? Das müssen wir loswerden. Denn es macht unglücklich und stresst Sie und Ihren Körper noch mehr. Und das wiederum macht dick, alt und krank. Ein Teufelskreis, aus dem es einen Ausweg gibt.

Gewicht hängt logischerweise immer auch irgendwie mit essen zusammen, meint man. Tut es in meinem Fall aber (zumeist) nicht. Das musste ich lernen. Sicher gibt's da Ausnahmen, auch bei mir … Über Weihnachten oder über eine tolle Einladung mit fünf Gängen inklusive Dessert und so weiter – da brauchen wir nicht drüber zu verhandeln. Das muss man sich ab und zu auch mal gönnen. Es geht nicht um Omas Geburtstag oder das Hochzeitsessen der besten Freundin. Oder die Weihnachtsplätzchen, bei denen man mal großzügig zugreift, wenn es einen gemütlichen Kaffeeklatsch am Sonntagnachmittag gibt. Das ist ja nicht der Alltag. Und deshalb sage ich Ihnen: Sie haben keine Schuld! Es passieren Dinge in Ihrem Körper, die dafür verantwortlich sind, dass Sie regelmäßig aufgequollen und mit geschwollenen Händen, Füßen, dicken Augenringen und einem Plus auf der Waage in den Tag starten (müssen!). Und mir geht es da nicht anders!

Was genau der oder die Hintergründe sind, das gilt es zu entschlüsseln. Die nötigen Hinweise liefere ich Ihnen in den folgenden Kapiteln. Und dann müssen Sie handeln! Ich hoffe, Sie sind jetzt nicht erschrocken. Die Ärmel hochkrempeln und was ändern, darum geht es in diesem Buch. Ärzte helfen Ihnen nicht? Mir auch nicht, jedenfalls die meisten. Deshalb müssen wir selbst etwas tun. Das ist nicht einfach, ich weiß. Aber gerade wenn es Ihnen besonders schlecht geht, ist das der einzige Weg aus dem Schlamassel. Ich bin ja bei Ihnen.

Als Erstes muss ich leider alte Klischees aufbrechen, vor allem eines: Mit einer schlecht eingestellten Schilddrüse (oder dem, was davon noch übrig ist), hat das Hashimoto-Gewichtsjojo eher weniger zu tun. Es tut mir leid, wenn ich Sie damit einer (von den Ärzten inszenierten) Illusion berauben muss.

Sicher, rutscht man in der Anfangsphase der Krankheit in die Unterfunktion, stagniert der Stoffwechsel. Fette und Kohlenhydrate werden nicht mehr verbrannt, sondern stattdessen in den Depots des Körpers gelagert. Am Popo, an den Oberschenkeln, an den Hüften, dem Bauch, im Gesicht, den Oberarmen. Einfach überall da, wo man es nicht haben will. Da kann man Sport treiben, fasten, diäten so viel man möchte. Das Gewicht steigt meist stetig an, egal, wie sehr man sich bemüht. Nimmt man dann die heiß ersehnten Schilddrüsenhormone, versprechen einem die Ärzte, dass die Pfunde garantiert wieder wie von allein purzeln. Mir ging es nicht so, auch wenn ich zu den Glücklichen gehöre, die von Anfang der Behandlung an zum stoffwechselinaktiven T4 (zum Beispiel L-Thyroxin von Henning) das stoffwechselaktive Schilddrüsenhormon T3 (zum Beispiel Thybon von Henning)verschrieben bekommen haben! Auch viele andere Hashimoto-Patienten, mit denen ich gesprochen habe, mussten leider die gleiche Erfahrung machen. Selbst wenn es ihnen allgemein besser ging mit den Hormonen, beim Gewicht bewegte sich nichts oder zumindest nicht im ersehnten Maß.

Denn unser Körper ist nun einmal keine Maschine: Pillen reingeworfen, Problem gelöst! Das funktioniert nicht. Auch wenn viele Ärzte genau das ihre Patienten gern glauben machen wollen. Wäre ja auch bequemer. Und wenn's nicht funktioniert, dann ist definitiv nicht Hashimoto schuld. Das hören wir Hashimoto-Patienten immer wieder. Da wird gern und erstaunlich schnell die Psyche ins Spiel gebracht. Oder auch mal eine Ernährungsberatung verschrieben. Ohne Erfolg. Und dann wird man achselzuckend nach Hause geschickt. Nächster Blutentnahme-Termin in einem halben Jahr. »Machen Sie's gut!« Das kann ja nicht die Lösung sein – und ist sie auch nicht!

Ich sage Ihnen: Hashimoto ist die Ursache für Ihre unerwünschten Kilos. Aber es ist nicht damit getan, die Schilddrüsenhormondosis rauf- und runterzuschrauben. Glauben Sie mir, ich hab das selber jahrelang versucht. Erfolglos! Und mit schlimmen Folgen, unter denen ich heute noch leide: Meine Nebennieren (die Stressorgane unseres Körpers) pendeln zwischen Über- und Unterfunktion, der Darm ist aus der Balance und ich gleich mit. Unser Körper ist ein Gesamtkunstwerk, ein großes, kompliziertes und fragiles System, das es komplett anzuschauen gilt. Und wenn es schon die Ärzteschaft nicht tut, müssen wir Patienten eben selber ran!

Das für viele Mediziner alternativlose Starren auf die Schilddrüsenblutwerte (vor allem auf den TSH-Wert) ist – entschuldigen Sie bitte – totaler Blödsinn. Ich wage sogar zu behaupten, dass das das am wenigsten Ausschlaggebende ist in der Behandlung von Hashimoto. So ist es auf jeden Fall bei mir. Es bringt einfach schlicht und ergreifend nichts! Sie als Patient werden immer unglücklicher und zurecht sauer auf den Herrn oder die Dame im weißen Kittel. Und er oder sie wird immer genervter, weil sich keine Besserung einstellt, man es aber halt immer so gemacht hat. Leider fangen die wenigsten Ärzte in solch einer Situation an zu recherchieren oder sich mit Kollegen auszutauschen. Sonst würde es Ihnen nicht immer noch so schlecht gehen.

Es gibt zwei Faktoren, die an all dem Schlamassel in Ihrem Körper schuld sind und die man sogar als potenzielle Auslöser für diese Autoimmunerkrankung nennen muss: die aus der Balance geratenen Nebennieren und ein kränkelnder Darm (mehr dazu im folgenden Kapitel). Diesen Verdacht hatte ich schon lange. Denn diese beiden (eigentlich drei, man hat nämlich normalerweise zwei Nebennieren) Organe sind meine Hauptbaustellen.

Dass ich damit nicht alleine bin, wurde mir im Austausch mit anderen Betroffenen über die letzten drei Jahre immer deutlicher. Als ich dann das Buch »Schilddrüsenunterfunktion und Hashimoto anders behandeln« von Dr. Datis Kharrazian las – zuerst auf Englisch und dann noch mal auf Deutsch –, war ich sprachlos. Der amerikanische Spezialist führt darin genau meine Erfahrung auf. Und er empfiehlt seinen Lesern und Patienten sogar einige Mittel und Maßnahmen, die auch ich ausprobiert habe. Was für eine Bestätigung! Ich bin also auf der richtigen Spur.

Seien Sie also nicht überrascht: Wir kümmern uns in diesem Buch nicht ums Einpendeln der Schilddrüsenhormondosis. Über die Hintergründe habe ich alles Wissenswerte schon in »Jeden Tag wurde ich dicker und müder« ausführlich berichtet.

Glauben Sie mir, das geht wie von selbst, sind Darm und Nebennieren erst mal wieder einigermaßen in der Spur. Ich habe es während des Schreibens dieses Buches gerade erst selbst wieder am eigenen Leib erfahren. Nachdem ich diverse Stressfaktoren ausgeschaltet hatte (Sie werden überrascht sein, was unseren Körper alles aus der Balance bringt!), mich so ernährt habe, wie es mein Körper verlangt, mein Leben und meine Wohnung entgiftet habe, konnte ich mit den Schilddrüsenhormonen auf nie gekannte niedrige Dosen runtergehen – und ich verlor die ungewollt angefluteten vier Kilos innerhalb kurzer Zeit ohne weitere Anstrengung. Das Wasser verschwand geradezu über Nacht aus meinen Händen und Füßen, morgens hatte ich keine geschwollenen Augen mehr, die Stimmung stieg und mein Fitnesslevel gleich mit. Ich schlafe jetzt besser – und brauche gleichzeitig weniger Stunden, um ausgeruht aufzuwachen. Ich kann mich besser konzentrieren, bin schlagfertiger, kreativer, belastbarer und flexibler. Ich fühle mich einfach wohler. Und das strahle ich auch aus. Das Leben macht wieder Spaß! Und die Klamotten zwicken nicht mehr.

Wenn ich auf Facebook Fotos von mir poste, lese ich oft, dass viele erstaunt, gar empört sind über meine »schlanke Figur«! Nur um das einmal klarzustellen: Das ist kein Selbstläufer. Ich sehe so aus, wie ich aussehe, weil ich das, was ich hier schreibe, auch selbst befolge. Ich weiß, wie schwer es einem fällt, sich wieder und wieder aufzuraffen, wenn einen der nächste Schub oder ein neues Symptom ohne Ankündigung k. o. geschlagen hat. Aber es hilft ja nichts, liegen zu bleiben und zu jammern. Für kurze Zeit ist das erlaubt. Aber dann muss etwas passieren: »Schütteln, Krönchen zurechtrücken und weiter geht's«, sagt meine Freundin immer. Und so halte ich es seit Jahren. Nur wir selbst können uns helfen. Das hier ist mein Angebot. Steigen Sie ein, machen Sie mit. Es kann nur besser werden.

Finger weg von Eiweißpulvern!

Gerade auf unserer Facebook-Seite »Hashimoto Deutschland« wird immer wieder die Frage gestellt: Was haltet Ihr von jenem Eiweißdiätpulver oder von diesem? Um es gleich klipp und klar zu sagen: Nichts! Gar nichts! Null!

Und warum? Das hat ganz viele Gründe …

Sie kennen sicher diese Fernsehwerbung: Eine brünette, langhaarige Frau steigt im abendlichen New York aus einer Limousine. Hinter ihr trottet eine pummelige, englische Bulldogge des Weges. Es ist dunkel, sie schmiegt sich in ihren knielangen Wollmantel. Dann erklimmt sie eine Treppe zu einem schicken Haus und klingelt. Immer ein paar Schritte hinter ihr her hechelt der dicke Hund. Ein adretter junger Mann öffnet die Tür. Sie lächeln sich an. Und wie man das in solch einer Situation halt so macht – Sie etwa nicht? –, reißt sie den Mantel auf: Drunter hat sie einen knallgelben Bikini und sonst nur nackte Haut. Er sagt: »Wow!«, und lässt sie eintreten. Dann wird eine gelbe Dose eingeblendet mit einem Pulver drin, das die Dame wohl während der letzten Wochen zu sich genommen hat, um im Zweiteiler so »Wow!« auszusehen. Das auf jeden Fall will uns der Spot glauben machen.

Ich bin immer ein bisschen peinlich berührt, wenn der »Mantel auf«-Moment kommt. Nicht, weil die Dame darunter nicht wirklich gut aussieht. Gar keine Frage! Obwohl das ja auch persönliche Geschmackssache ist. Sondern weil der Zusammenhang zwischen Soja-Joghurt-Honig-Papp-Pulver und einer sexy Bikinifigur meiner Meinung nach totaler Blödsinn ist. Ich hab das Zeug selbst schon in meinen Studentinnen-Tagen ausprobiert und wundere mich heute noch, dass diese übel schmeckende Pampe bis heute in den Apotheken der Nation durchgehalten hat. Denn eines ist dadurch definitiv *nicht* passiert: dass ich Gewicht verloren hätte! Von dem Würgereiz bei jedem Schluck mal ganz zu schweigen.

Über ein Zuviel an (tierischem) Eiweiß, die daraus resultierenden Probleme für unseren Darm und die Unverträglichkeit von Soja für uns Hashimoto-Patienten lesen Sie in den folgenden Kapiteln noch ausführlich. Um jetzt nicht nur das eine (Eiweiß-)Pulver an den Pranger zu stellen: Natürlich gibt es nicht nur diese eine Sorte, mit der man ganz sicher (nicht) abnimmt. In den Regalen der Drogeriemärkte, in Sportlernahrungsläden und selbst in Supermärkten finden sich heutzutage Massen dieser Dosen, die den ganz großen Erfolg in Bezug auf Gewichtsverlust versprechen. Für eine dieser Marken hat unter anderem mal Starfriseur Udo Walz Werbung gemacht. Der Udo! Der ist so süß! Aber schwups war er wieder weg vom Bildschirm. Und ich kann Ihnen verraten: Der ist heute noch genauso, sagen wir mal »füllig«, wie vor den Werbespots. Hat wohl nichts gebracht …

Ist ja auch kein Wunder: Denn erstens schmeckt das Zeug widerlich. Ich sagte es schon. Da bleiben die »guten Vorsätze«, jeden Tag mindestens eine Mahlzeit durch den Tapetenkleisterzwilling zu ersetzen, meist ganz schnell auf der Strecke. Und zweitens ist es Betrug am eigenen Körper – und an sich selbst: Unser Magen erwartet Nahrung. Und was kommt? Chemiepampe! Das befriedigt weder den Hunger noch die Bedürfnisse unseres Körpers. Der lässt sich nicht veräppeln. Unser Darm braucht Eiweiße, Fette, Kohlenhydrate, Ballaststoffe, Enzyme, Vitamine, Mineralien und Spurenelemente. Und am besten in der Dosierung und Zusammensetzung, in der sie in der Natur vorkommen. Sprich: in Gemüse, Obst, Samen, Nüssen und so weiter. Was passiert also? Man greift nach so einem Shake, und dann doch zur Schokolade oder irgendetwas anderem Ungesundem. »Ich war ja so brav heute Mittag, hab nur den Becher Eiweißpapp getrunken. Da macht das bisschen Süßkram doch jetzt nichts aus!« Wie wär's denn damit: gleich was Richtiges zu essen? Nur so als Idee. Mal ganz abgesehen von den Kosten. So 'ne Büchse ist ja nicht unbedingt billig, dafür, dass sie nicht glücklich macht.

So viel zu den oberflächlich betrachteten Pferdefüßen dieser Formula-Diäten. In Wirklichkeit stecken da gesundheitsgefährdende Risiken dahinter, derer man sich als normaler Verbraucher gar nicht bewusst ist. Die Eiweiße in diesen Pulvern sind zumeist industriell verarbeitet und so hoch erhitzt, dass sie mit den Proteinen aus der Natur nichts mehr oder nur noch sehr wenig zu tun haben. Unser Körper erkennt sie nicht als das, was sie sein sollen. Der Abbau und die Verstoffwechslung produzieren Säuren und Toxine in unserem Darm, die erst einmal wieder unschädlich gemacht und ausgeschieden werden müssen. Ein Kraftakt und ungemeiner Stress für Leber, Nieren und den Darm.

Mal ganz abgesehen davon, dass in diesen Pulvern oft Geschmacksverstärker, Konservierungsstoffe, potenzielle Allergene wie Molkepulver und das schon oben genannte Soja sowie synthetische Toxine wie Aspartam, Saccharin und künstliche Aromastoffe enthalten sind. Da meint man, seinem Körper etwas Gutes zu tun – und bringt ihn dabei in ziemlich massive (zusätzliche und unnötige) Schwierigkeiten.

Eigentlich können Sie Ihrem Körper mit einer »normalen« Ernährung mit viel Gemüse, Samen, Nüssen, ein bisschen Fleisch und Fisch ausreichend Eiweiß zu führen. Wenn Sie aber das Gefühl haben, da fehlt noch etwas, empfehle ich Reis- oder Hanfeiweiß. Der Geschmack ist bei beiden Produkten, sagen wir mal, na ja. Aber beide sind, vor allem wenn sie als »roh« oder »raw« deklariert sind, sprich: nicht über eine gewisse Temperatur erhitzt wurden, eine gute Alternative. Ich gebe gern einen kleinen Messlöffel mit in meinen grünen Smoothie oder zu meinem Leinsamen-Frühstücksbrei (Rezept siehe Kapitel 6). Und keine Angst, in Hanfpulver oder in den kleinen (unbedingt geschälten!) Hanfnüssen, die übrigens sehr lecker schmecken, ist kein verbotener Wirkstoff drin. Nichts Aufputschendes, nichts, was abhängig macht. Nichts dergleichen. Ein ganz normales Nahrungsmittel, das jahrhundertelang in Deutschland angebaut und verwendet wurde, bis es als Droge deklariert auf die rote Liste kam – und damit in der Küche in Vergessenheit geriet. Erst jetzt, da die Massentierhaltung zunehmend kritisch beäugt und eine gesunde, aufgeklärte Ernährung ein immer wichtigeres Thema wird sowie durch die Bewegung, wieder mehr pflanzliche Nahrung zu sich zu nehmen (und diese möglichst naturbelassen, sprich roh), kam Hanf als Lebensmittel wieder in den Fokus der (gesundheitsinteressierten) Öffentlichkeit. Noch ist es relativ schwierig daranzukommen. In Bioläden und Reformhäusern sieht man immer öfter ungeschälte Hanfnüsse. Die sind beim Essen aber sehr unangenehm im Mund und erinnern mich immer irgendwie an Vogelfutter.

Ich bestelle Hanf- und auch Reisproteinpulver im Internet, gleich als Kilosack. Das ist im Verhältnis günstiger. Man kann mit beidem auch gut backen, zum Beispiel. Kurioserweise steht auf den Verpackungen oft »Made in Germany«, das Produkt kommt aber zum Beispiel aus England und selbst in Kapstadt in Südafrika habe ich schon eine Packung Hanfpulver mit dieser Aufschrift gekauft. Angebaut wird die Pflanze also bei uns, konsumiert aber eher in anderen Ländern. Wenn das Interesse am heimischen Hanf hier wieder wächst, wird sich auch das Angebot verbessern und der Preis runtergehen. Das ist ja immer so. Braucht es halt noch ein bisschen Aufklärung.

Noch ein kleiner Eiweiß-Exkurs: Der Arzt kann im Blutbild sehen, ob Sie unter einem Aminosäurenmangel leiden. Das geschieht meist, wenn die Darmflora nicht mehr richtig funktioniert. Das tut sie bei einem Großteil der modernen Menschheit nicht mehr. Alles zum *»leaky gut«* (löchrige Darmschleimhaut) lesen Sie im nächsten Kapitel. Da helfen auch keine Pülverchen mehr. Eiweißmangel provoziert Wasseransammlungen im Körper und einen immensen Muskelabbau, Ihr Körper kann sich nicht mehr regenerieren, Ihre Zellen nicht entgiften. Eiweiß, also Aminosäuren, ist der Baustoff des Lebens. Nichts funktioniert ohne ihn in unserem Körper, das sollte einem bewusst sein.

Ich nehme schon seit Jahren MAP-Tabletten. Diese sind dem menschlichen Aminosäuremuster exakt und aus pflanzlichen Stoffen nachempfunden und werden innerhalb von 23 Minuten nach der Einnahme im Dünndarm zu 99 Prozent resorbiert. Es bleibt nur ein Prozent Stickstoff-Abfall, die Nieren werden dadurch extrem entlastet, Stoffwechsel und Reparaturmaßnahmen im Körper unterstützt. Leider sind die Tabletten nicht wirklich günstig. Noch! Denn je mehr Anbieter es gibt, desto weiter wird der Preis sinken. Es gibt zum Beispiel schon einen Zwilling gleicher Qualität: amino4u. Erhältlich im Internet. Ich habe damit genauso gute Erfahrungen gemacht wie mit dem Original.

4. KAPITEL
Baustellen beheben

Im Dezember 2010 saß ich in Köln in einem Hotel auf meinem Bett, den Computer auf dem Schoß, mal wieder verzweifelt auf der Suche nach einer möglichen Diagnose und Erklärung, warum es mir seit zwei Jahren immer schlechter ging. Ich kann mich heute noch genau daran erinnern: Irgendwann zeigt mir Google »Nebennieren« und »Morbus Cushing« an. Das ist eine Erkrankung, bei der die Nebennieren durch einen Tumor in der Hirnanhangsdrüse zu viel von dem Stresshormon Cortisol produzieren. Die Symptome passten so gut zu meinen Beschwerden. Aber mein Arzt, dem ich diese Idee gleich per Mail zugeschickt habe, meinte, dass das nicht sein könnte.

Heute weiß ich, dass der Gedanke, sich die Nebennieren anzuschauen, gar nicht so falsch gewesen wäre. Zum Glück hat sich der Verdacht auf »Morbus Cushing« als falsch erwiesen. Aber nachdem ich über ein Jahr später endlich die Diagnose Hashimoto hatte, die Schilddrüsenhormone rauf- und runterdosierte und mich immer noch nicht gut fühlte, stand das Thema Nebennieren wieder im Raum. Ich begann, mich gezielt darüber zu informieren, stieg tiefer in das komplexe Thema ein. Und fand besonders bei amerikanischen Ärzten und ganzheitlichen Heilpraktikern Anregungen und Hinweise, die hundertprozentig zu meinen Symptomen passten. Um es kurz zu sagen: Ich und mein Körper waren gestresst – und sind es noch heute.

»Adrenal Gland« nennen die Amerikaner die Nebennieren. In den vielen englischsprachigen Büchern, die ich gelesen habe, bin ich immer über die Seiten zu dem Thema hinweggeflogen, weil ich lange nichts damit anfangen konnte. Ein großer Fehler! Hätte ich früher Bescheid gewusst, hätte ich vieles anders gemacht, meinen Körper weniger (wenn auch unwissenderweise) »gequält«, gestresst und damit die schlimmen Folgen gemieden, unter denen ich jetzt leide. Und ich wäre nicht in eine derartige Spirale aus Nebennierenüber- und -unterfunktion gekommen, die nur schwer in den Griff zu kriegen ist.

Dass die Schilddrüse und die Nebennieren so eng zusammenhängen und eine Behandlung von Hashimoto ohne die Beachtung der Nebennierenhormone gar keinen Sinn macht – diese wertvolle Erkenntnis zog ich auch erst aus einem Buch. Jedem Arzt, dem ich das in meiner Umgebung erzählte, zuckte nur mit den Schultern. Nie gehört! Dann kann's auch nicht so wichtig sein. Aber es ist elementar wichtig. Ich bin mir sicher, es wird Ihnen auf den folgenden Seiten vieles bekannt vorkommen. Und die Augen öffnen, so ging es mir auch. Manchmal ist es schmerzlich, weil man sich so viel Leid und Schmerzen hätte ersparen können, hätte einem das jemand früher gesagt. Aber im Zorn zurückblicken hilft ja keinem, im Gegenteil! Es stresst Sie nur. Und das ist Gift für unsere Nebennieren …

Eine zweite Baustelle, mit der ich seit Jahren zu kämpfen habe, ist mein Darm. Nahrungsmittelallergien, Darmfehlbesiedlung, »leaky gut« (löchrige Darmschleimhaut), ein Hin und Her zwischen Durchfall und Verstopfung. Kennen Sie das auch? Und hat jemals bei Ihnen ein Arzt die wahre Ursache dafür gefunden? Bei mir nicht. Es wurden immer nur die Symptome behandelt. Den

Grund, warum seit Jahren alles drunter und drüber geht, verstehe ich erst jetzt: Die Schilddrüse, der Darm und die Nebennieren hängen ganz eng zusammen. Sie bilden ein Dreieck, das unseren ganzen Körper aus dem Gleichgewicht bringen kann, wenn da etwas aus dem Ruder läuft. Die Schilddrüse ist eigentlich nur das arme Opfer in dem Dreierreigen. Sie wird durch Hashimoto nach und nach zerstört. Der Darm und die Nebennieren steuern viel mehr. Und beeinflussen Wohl und Wehe der Schilddrüse, je nachdem, wie gut es ihnen geht. Dazu kommen natürlich noch äußere Faktoren und nicht zu vergessen das Immunsystem! Dieses netzwerkartige biologische Abwehrsystem muss ruhiggestellt werden.

Folglich müssen wir unsere Nebennieren und den Darm in Balance bringen, um die Schilddrüse aus der Schusslinie zu nehmen und Hashimoto in den Griff zu bekommen. Klingt logisch, oder? Ich gebe zu, das ist kein Spaziergang und wird sich nicht in ein paar Tagen erledigen. Je nachdem, wie lange die Organe schon leiden, umso länger dauert der Heilungsprozess. Und sicher wird es Rückschläge geben. Aber lassen Sie sich nicht entmutigen. Sie sind auf dem besten Weg zurück zu einem normalen Leben.

Wichtig ist, dass Sie Bescheid wissen: Mit jeder Info mehr, um die man weiß, kann man besser nachvollziehen, was sich gerade im eigenen Körper abspielt. Das Ergebnis: Man fühlt sich nicht mehr hilflos und ausgeliefert, sondern kann richtig reagieren. Auch hier rate ich wieder dringend zu einem Tagebuch. Einfach täglich aufschreiben, was man wann gegessen hat, welche Medikamente man nimmt, wann man schlafen gegangen ist, wie es einem ging. Wenn es für Sie wichtig ist, notieren Sie Ihr Gewicht. Und vor allem: Schreiben Sie auf, was Ihnen Besonderes aufgefallen ist. In der Rückschau kann jede noch so kleine Notiz der Schlüssel zu Ihrem Wohlbefinden sein. Denn bei jedem hilft und nützt etwas anderes. Wir sind keine Maschinen, bei der man nur einen Knopf drücken muss oder eine Pille einschmeißt, und alles ist gut. Wenn Sie Ihre Aufzeichnungen haben und belegen können, was Ihnen wie Besserung verschafft hat, helfen Sie auch Ihrem Arzt, die richtigen Schritte einzuleiten.

Vieles, was ich selbst ausprobiert habe und in diesem Buch empfehle, kann man selbst durchführen, kaufen oder ausprobieren. Aber für manche Tests und Medikamente braucht man eben doch einen Mediziner, der einem etwas verschreibt. Und auch wenn viele ahnungslos sind im Umgang mit solch einem komplexen Krankheitsbild wie Hashimoto und wenig engagiert scheinen, ich kann nur immer wieder raten, sich einen verbündeten Arzt oder Heilpraktiker an die Seite zu nehmen. Auch wenn die Suche langwierig und anstrengend sein mag. (Auf www.hashimoto-deutschland.de finden Sie eine Liste mit Ärzten in ganz Deutschland, die von anderen Betroffenen empfohlen wurden.) Das Letzte, was Sie jetzt brauchen, ist noch ein weiterer Kriegsschauplatz neben denen in Ihrem Körper: Der Ärger mit einem unlustigen Onkel Doktor! Klappern Sie die Wartezimmer so lange ab, bis Sie die perfekte medizinische Begleitung für sich gefunden haben. Nur so kann die Therapie auf Dauer erfolgreich sein.

Ich habe mich zum Beispiel von allen Spezialisten verabschiedet. Jeder neue Versuch war – ein Griff ins Klo. Mein Hausarzt und meine Heilpraktikerin, mit ihnen bin ich den letzten Jahren so weit gekommen, wie ich es nicht für möglich gehalten hätte. Wir haben das als Team geschafft. Und so muss ein guter Behandler die Aufgabe auch angehen. Sie als Patient sagen ihm/ihr, wie Sie sich fühlen, was Ihrer Meinung nach geholfen hat, was nicht. Und wo Sie sich noch Verbesserungsvorschläge wünschen. Und dann sucht man zusammen nach dem besten Weg. Denken Sie dran, es ist Ihr Körper! Ihre Mitarbeit ist unerlässlich. Warten Sie nicht länger, dass eine Pille vom Himmel fällt, die all Ihre Probleme löst. Die gibt's nicht! Und das wird es bei unserer Krankheit auch nie geben. So etwas hören Sie natürlich nicht gern. Sorry!

Lassen Sie mich Ihnen als Wiedergutmachung ankündigen: Jetzt beginnt der spannenden Teil des Buches, die Kapitel mit den Lösungen! Steigen Sie ein, greifen Sie zu und probieren Sie aus. Jeder noch so lange Weg beginnt mit dem ersten Schritt …

Nebennieren

Was sind die Nebennieren?

Es handelt sich um sehr kleine Organe – die aber einen unglaublichen Einfluss auf unseren Körper haben: die Nebennieren. Das heimliche und stark unterschätzte Hormonmachtzentrum in unserem Körper, das vielen von uns unglaubliche Beschwerden beschert! Aber nur, weil wir sie (unbewusst) nicht gut behandeln.

Wie eine Kappe sitzen die Nebennieren auf den Nieren. Sie bestehen aus zwei wichtigen Teilen: In der Nebennierenrinde werden Cortisol (das Fluchthormon), Aldosteron (das Durshormon) und DHEA (das Jugendlichkeitshormon, das Vorläuferhormon von Cortisol, Testosteron und Östrogen) gebildet. Im Nebennierenmark wird Adrenalin (das Stresshormon) und Noradrenalin (das blutdrucksteigernde Hormon) produziert.

Nebennierenschwäche und -überfunktion

Genau wie bei Hashimoto kommen die Symptome und Beschwerden der Nebennierenschwäche langsam und sind meist schwer zuzuordnen. Und genau wie bei unserer Autoimmunerkrankung beginnt alles mit einer Art Überfunktion. Das Dilemma ist, dass wir dank unserer Überlebensversicherung, die die Evolution für uns vor Hunderttausenden von Jahren vorgesehen hat, heute leiden. Unser Körper ist eigentlich perfekt gemacht für Stress. Aber nur für kurzzeitige Belastungen. Für die Flucht vor einem Säbelzahntiger. Oder die Jagd eines Beutetiers, bei der es auch für den Jäger schon mal lebensgefährlich zugehen konnte. Nach diesen Ausnahmesituationen hatten unsere Vorfahren aber genügend Zeit, sich zu sammeln, auszuruhen, Kraft zu tanken. Diese Chance hat unser Körper heute nicht. Schuld sind Dauerstress, falsche Ernährung, Krankheiten (Hashimoto!), Reizüberflutung, Schadstoffe, Elektrosmog und vieles mehr.

Experten gehen davon aus, dass jeder Zweite heutzutage unter einer Nebennierenschwäche leidet, in unterschiedlichen Stadien und Ausprägungen. Eine erschreckende Entwicklung und sicher mit eine Erklärung für die vielen Burn-out-Fälle.

Symptome:

- Gewichtszunahme mit Problemen, wieder abzunehmen (vor allem rund um die Taille)
- Müdigkeit und Abgeschlagenheit, vor allem nachmittags und abends gegen 22 Uhr
- Durch- und Einschlafstörungen
- Besserung des Allgemeinbefindens bei Ruhe und im Urlaub (wenn der Stress nachlässt)
- Sucht nach Kaffee und anderen aufputschenden Mitteln Wirkung hält jedoch nur kurz an
- Unterzuckerungssymptome: Zittern, Kreislaufschwächeln, Benommenheit
- schlechte Laune, Unlust bis hin zur Depression
- das Gefühl, den Alltag nicht mehr bewältigen zu können
- Nervosität
- Herzklopfen
- Infektanfälligkeit
- verschwommene Sicht
- Schwindelattacken (bei zu schnellem Aufstehen)
- schlechte Stresstoleranz
- niedrige Körpertemperatur
- Darm- und Verdauungsprobleme: Durchfall oder Verstopfung
- Wassereinlagerungen an Augen, Händen, Füßen, vor allem nach dem Aufstehen
- schlechtes Gedächtnis, Neigung zur Vergesslichkeit
- Heißhunger auf salzige, fettige und eiweißreiche Lebensmittel
- trockene Haut
- Haarausfall
- Schmerzen im Nackenbereich und im oberen Rücken
- Muskelabbau

Zuerst geraten die Nebennieren in eine Art Überfunktion: Durch andauerte Belastung und zu wenige Ruhepausen steigt der Cortisol- und auch der DHEA-Spiegel an. In dieser Phase bringt ein wenig Erholung schon Besserung. Bleibt der Stress, steigt der Cortisolpegel weiter, während der DHEA-Spiegel absinkt. Das bedeutet, dass sich der Körper das DHEA schnappt, um daraus das zum Überleben notwendige Cortisol zu produzieren. Die eigentlich daraus hergestellten Geschlechtshormone kommen damit ins Hintertreffen. Das große Durcheinander ist vorprogrammiert. Dazu kommt, dass die Gefahr für eine Insulinresistenz und damit, auf lange Sicht und wenn diese nicht behandelt wird, auch für Diabetes steigt.

Je länger dieser Zustand anhält, desto erschöpfter werden die Nebennieren, der Cortsiolpegel sinkt weiter, genau wie der DHEA-Spiegel. Man fühlt sich erschöpft und bekommt immer mehr der oben beschriebenen Symptome.

Tagsüber fühlt man sich meist müde. Und nachts scheint man sich nicht richtig zu erholen. Ich wache oft morgens mit geschwollenen Fingern und Füßen und dicken »Kissen« unter den Augen auf. Nachts repariert der Körper, tauscht Zellen aus, das entgiftet, verjüngt, entwässert und reguliert die Verdauung. Sind die Nebennieren durcheinander, weil zu viel oder zu wenig Cortisol da ist, kann das alles nicht planmäßig ausgeführt werden. Das Wachstumshormon, das all die Aufräumvorgänge mitsteuert, wird nicht oder zu wenig ausgeschüttet.

Wenn Ärzte überhaupt auf die Idee kommen, im Zusammenhang mit Hashimoto die Nebennieren zu checken, messen sie den Cortisolspiegel oft nur einmal im Blut. Das hat leider keinerlei Aussagekraft. Die besten Ergebnisse bekommt man mithilfe eines Spucketests, das die Nebennierenwerte im Tagesprofil widerspiegelt. Man bekommt je nach Labor bis zu acht oder neun Röhrchen, in die man zu vorgegebenen Zeiten Speichel abgibt. Direkt nach dem Aufstehen, eine halbe Stunde später, eine Stunde nach der ersten Speichelabgabe, zwei Stunden, nach fünf Stunden und so weiter. Bis zum Abend. Diese Proben schickt man am nächsten Tag ins Labor. Daraus kann nun ein Tagesprofil erstellt werden.

Wären die Nebennieren unbelastet, ist der Cortisolwert morgens hoch und würde zum Abend hin abflachen. Bei einer großen Belastung, bei Schlafstörungen und/oder lang anhaltendem Stress verschiebt sich das Bild. Ich hatte mal ein Testergebnis, bei dem mein Cortisolwert zu keinem Zeitpunkt des Tages über die unterste Mindestlinie kam. Meine Heilpraktikerin fragte mich ganz entsetzt, ob und wie ich denn morgens überhaupt aus dem Bett käme. »Nur mit größter Anstrengung«, sagte ich. Zum Glück hatte ich den Grund jetzt schwarz auf weiß vor mir liegen.

Wichtig bei der Auswertung ist auch das Verhältnis zwischen Cortisol und DHEA. Daran erkennt man, in welcher Stufe der Erschöpfung der Patient angelangt ist (siehe oben).

Der Spucketest sollte an einem Tag durchgeführt werden, an dem keine abnormalen Anstrengungen anstehen. Ich mache ihn meist an einem Feiertag oder am Sonntag. Dann kann man ihn auch direkt am nächsten Morgen zur Post bringen, damit er möglichst schnell im Labor ankommt. Machen Sie keinen anstrengenden Sport oder legen Sie sich keine nervenaufreibenden Meetings oder Verwandtenbesuche auf den Tag. Bedenken Sie, dass Sie den vorgegebenen Zeitplan relativ genau einhalten müssen, um das Ergebnis nicht zu verfälschen. Es ist auch nicht sehr angenehm, in der Öffentlichkeit in diese Röhrchen zu spucken. Glauben Sie mir, das macht lustige Geräusche, die die Umstehenden und -sitzenden allerdings nicht zuordnen können …

Ich habe das mal an einem Pfingstmontag in einem Restaurant gemacht. Sehr dezent. Also, ich hab's versucht, es dezent zu machen. Mein Mann ist fast gestorben vor Scham. Ich hätte auch auf die Toilette gehen können. Aber auch da ist man ja selten ganz allein. Egal, Sie kriegen das hin. Man muss nur ein bisschen planen. Für einen Tag wahrlich kein Beinbruch.

Wichtig ist auch, dass Sie möglichst im Zeitraum von drei Monaten vor dem Test kein Kortison eingenommen haben sollten. Das würde das Ergebnis verfälschen. Bitte unbedingt daran denken! Und sie sollten am Probentag nichts zu sich nehmen, was die Nebennieren stimuliert: Kaffee, grünen Tee, Energydrinks, Cola, Nikotin und so weiter.

Und: Man sollte diesen Test immer wieder wiederholen. Denn an dem Ergebnis sehen Sie erst, ob die Therapie (siehe unten) anschlägt. Wenn nicht, dann muss noch etwas anderes dahinterstecken. Eine Schwermetallbelastung (siehe Kapitel 5), eine Virusinfektion, Nahrungsmittelallergien, der Darm (siehe weiter unten) … Erst wenn all diese möglichen Hürden aus dem Weg geräumt sind, können die Nebennieren langsam zu ihrer alten Stärke zurückfinden – und die Schilddrüsenbehandlung und die Ermittlung der richtigen Hormondosis eigentlich erst beginnen.

Die Nebennieren und die Schilddrüse

Ich war sehr erstaunt, als ich schon kurz nach meiner Hashimoto-Diagnose in amerikanischen Büchern von namhaften Medizinern und Heilpraktikern las, dass man eigentlich zuerst einen genauen Blick auf die Nebennieren werfen müsste, bevor man einem Patienten Schilddrüsenhormone verschreiben dürfte. Im Extremfall könnte eine T3- und/oder T4-Gabe einen Menschen sogar umbringen, wenn die Nebennieren total erschöpft sind.

Ich habe damals viel über meine Problematik nachgedacht und war zudem verwirrt. Aber weil ich die Zusammenhänge zwischen Nebennieren und Schilddrüse noch nicht kannte, habe ich an anderen Stellen nach Besserung gesucht, anstatt meinen Arzt konkret darauf ansprechen zu können. Das kam erst lange Zeit später. Leider.

Und als ich anfing, mich näher mit den Nebennieren zu beschäftigen, krachte ich gegen eine Wand des Unwissens bei den Medizinern. Eine junge Dame im weißen Kittel, relativ neu in ihrem Business, der ich mein Testergebnis unter die Nase hielt, welches besagte, dass meine Nebennieren total erschöpft sind, schüttelte nur verständnislos den Kopf. »Eine Nebennierenschwäche gibt es nicht«, sagte sie bestimmt. »Entweder die Dinger funktionieren hundertprozentig oder überhaupt nicht. Dazwischen gibt es nichts!« Ich raffte meine Bücher und Unterlagen zusammen und sagte ihr Lebewohl. Ich hoffe, sie hat ihre Meinung in der Zwischenzeit geändert. Zum Wohl ihrer Patienten.

In den Büchern von Dr. James Wilson (*Grundlos erschöpft*) und Dr. Datis Kharrazian (das in Kapitel 3 bereits erwähnte »Schilddrüsenunterfunktion und Hashimoto anders behandeln«) habe ich viele hilfreiche Tipps gefunden, um meine geschundenen Nebennieren wieder aufzubauen. Und dank dieser beiden amerikanischen Experten habe ich endlich die Zusammenhänge verstanden zwischen Schilddrüse und den beiden kleinen Kappen auf meinen Nieren. Die sind nicht zu verachten und könnten der Schlüssel zu Ihrem neuen Lebensglück werden. Bei mir hat dieses Wissen extrem zur Verbesserung meines Wohlbefindens beigetragen. Und ich habe endlich abnehmen können, habe nach fünf Jahren meine Regel wieder bekommen, kam raus aus meinem Stimmungstief, kann besser schlafen und und und …

Der größte Fehler, den ich – und wahrscheinlich die meisten anderen Hashimoto-Patienten inklusive betreuender Ärzteschaft – gemacht habe, war, auf der Suche nach der perfekten Schilddrüsenhormondosis immer nur auf die bekannten Werte zu starren: TSH, fT3, fT4 und die Antikörper. Ich bin über Jahre mit den Hormonen rauf und runter – aber gut ging's mir nicht! Und keiner hatte eine Erklärung dafür.

Die Entzündung in der Schilddrüse, genau wie jede andere Erkrankung, setzt die Nebennieren in Alarmbereitschaft. Und da bei vielen Hashimoto-Patienten das Immunsystem schon lange bevor wir etwas davon merken die Schilddrüse zerstört, besteht diese extreme Belastung oft über Jahre hinweg. Dazu kommt unser ganz alltäglicher Stress im Job, der Familie und so weiter. Die Nebennieren versuchen, alles abzupuffern, bis sie in die Knie gehen. Oben genannte Symptome tauchen auf und werden immer stärker. Viele ähneln denen einer Schilddrüsenunterfunktion – und werden bei Hashimoto-Patienten meist auch als solche gedeutet.

Nach der Diagnose Hashimoto beginnt bei den meisten Patienten eine Therapie mit Schilddrüsenhormonen. Plötzlich fährt der Stoffwechsel wieder nach oben, wieder eine immense Belastung für die Nebennieren. Die totale Erschöpfung droht. Es stellt sich trotz der Gabe von Schilddrüsenhormonen keine Besserung ein, oft im Gegenteil. Es geht vielen Patienten schlechter als zuvor. Hier steigen viele Ärzte aus und lassen ihre Patienten allein im Regen stehen. »Das hat nichts mit Hashimoto zu tun«, müssen sich viele anhören.

Ein weiteres Problem ist, dass der Körper der Achse der Stresshormone absolute Priorität einräumt gegenüber Sexual- und Schilddrüsenhormonen. Cortisol hat sich in den vergangenen Jahrtausenden als überlebenswichtig herausgestellt. Deshalb »missbraucht« der Körper das Steroidhormon Pregnenolon im Fall einer Nebennierenschwäche, um daraus Cortisol zu produzieren. Das passiert zum Nachteil von DHEA, Progesteron, Östrogen und Testosteron, die alle aus Pregnenolon »hergestellt« werden. Die normale Schilddrüsenaktivität hängt aber wiederum auch von einem ausreichend hohen Progesteronwert ab.

Das alles ist ein Teufelskreis, aus dem es als Patient mit einer Autoimmunerkrankung ganz schnell auszubrechen gilt.

Die Entzündung in der Schilddrüse befeuert die Nebennieren. Der zu Anfang dauererhöhte Cortisolspiegel verstärkt die Anfälligkeit des Immunsystems für (weitere) Autoimmunerkrankungen, wie Rheumatoide Arthritis (Gelenke und Sehnen betreffend), Diabetes Typ 1 (Betazellen der Bauchspeicheldrüse), Lupus (Haut, Gelenke, Nieren, Zentrales Nervensystem), Multiple Sklerose (zentrales Nervensystem), Fibromyalgie (Muskelfasern) oder Morbus Crohn (gesamter Verdauungstrakt). Beides muss man in den Griff bekommen. Nur so kann wieder Ruhe im Körper einkehren. Wie Sie das Immunsystem beruhigen, erfahren Sie dann im folgenden Kapitel, in dem es um das Thema Entgiftung geht.

Sobald ich die oben beschriebenen Zusammenhänge verstanden hatte, verringerte ich Stück für Stück die Dosis meiner Schilddrüsenhormone. Dazu versuchte ich, meine Nebennieren wieder ins Gleichgewicht zu bekommen. Und es dauerte nicht lange, bis ich mich besser fühlte. Ich nehme heute nicht mal die Hälfte der Hormonmenge, und es geht mir gut.

Krampfhaftes Starren auf Schilddrüsenwerte ist jedenfalls kein guter Ansatz bei der Behandlung von Hashimoto. Bitten Sie Ihren Arzt, einen Blick auf Ihre Nebennieren zu werfen. Es lohnt sich, glauben Sie mir.

Was tun, wenn die Nebennieren aus dem Gleichgewicht geraten sind?

Stress

Wenn es um die Besserung des Zustands Ihrer Nebennieren geht, steht an allererster Stelle Stressabbau! Fahren Sie Ihr Pensum runter, zumindest für die erste Zeit. Das ist unerlässlich! Finden Sie heraus, was und wer Sie unter Druck setzt. Verabschieden Sie sich von Krafträubern aller Art – das können auch unliebsame Bekannte sein, die Ihnen nur Zeit und Energie stehlen, eine Freundin, die nur ihren Kummer bei Ihnen abladen will, oder Nachbarn, die Sie ständig einspannen, Ihnen aber nie helfend unter die Arme greifen. Streichen Sie unnötige Aktivitäten, die Ihnen keine Freude bringen, von der Tagesordnung. Gönnen Sie sich genügend Ruhepausen. Das ist die Basis der Therapie. Wenn Sie das nicht einhalten, bringen alle anderen Ansätze nichts. Ich weiß, wie schwer das ist und dass weite Teile des familiären und kollegialen Umfelds nur wenig Verständnis für solche Wünsche haben. Aber setzen Sie sich durch. Lernen Sie, auch mal Nein zu sagen. Das ist ja kein Dauerzustand. Je schneller Sie Ihrem Körper, Ihrer Seele und sich die nötige Ruhe gönnen und auf Ihren inneren Kompass hören, umso schneller wird es Ihnen besser gehen.

Ich verspreche Ihnen, dass Sie aus dieser erzwungenen Vollbremsung lernen werden. In Zukunft werden Sie sich mehr Auszeiten nehmen, weil Sie erfahren haben, wie gut das tut. Und mit der Zeit wird auch das schlechte Gewissen verschwinden, das uns moderne Menschen heutzutage immer und ständig begleitet, wenn wir mal nicht aktiv sind. Es ist nicht schlimm, einfach mal nichts zu tun! Sie müssen auch nicht ständig erreichbar sein. Und Facebook und Ihre Mails können sehr gut einen Tag warten. Das wird Ihnen im ersten Moment vielleicht undenkbar vorkommen. Aber glauben Sie mir, das ist nicht nur ein höchst spannendes Projekt. Sondern Sie werden auch merken, dass man bestens ohne diesen anerzogenen Aktionismus leben kann – eigentlich sogar viel besser als mit …

Ernährung

Die meisten Menschen mit Nebennierenschwäche kennen Symptome wie plötzlicher Schwindel oder Schwächeanfälle, die sich bei Einnahme von Zucker schnell bessern. Damit die Glukose als

Energielieferant in die Zellen gelangen kann, muss die Bauchspeicheldrüse Insulin ausschütten. Je mehr Zucker, desto mehr Insulin. Das Insulin bleibt aber länger im Blut als die Glukose, was die altbekannten Symptome einer Unterzuckerung zur Folge hat: Benommenheit, Hungergefühl, Schwindel, Schwäche ... Der Körper ist in Alarmbereitschaft! Es geht für ihn ums Überleben. Der Gegenspieler des Insulins, Cortisol, das in den Nebennieren gebildet wird, bekommt den Marschbefehl. Der Körper steht unter Stress. Besteht bereits eine Nebennierenschwäche, ist jede dieser Zuckerattacken ein weiterer Mosaikstein auf dem Weg nach unten und eine weitere Runde im ewigen Teufelskreis.

Ich hatte oft Herzrasen, wenn ich mal etwas Süßes gegessen hatte, und wusste diese Reaktion meines Körpers nicht einzuordnen. Heute weiß ich, was da los war. Und lasse jetzt einfach die Finger davon.

Ernähren Sie sich so, dass Ihr Körper einen konstanten Blutzuckerspiegel aufrecht erhalten kann. Das bedeutet, vermeiden Sie Nahrungsmittel, die nur kurzfristige Energie liefern: Süßigkeiten, Kuchen, Schokolade, Obstsäfte, Softdrinks und so weiter. Auch stärkehaltige Kohlenhydrate sollten gemieden werden, weil sie im Körper sehr schnell in Glukose umgewandelt werden. Das sind unter anderem Brot, Reis, Kartoffeln, Nudeln, Pommes, Chips. Nur so werden Ihre Nebennieren nicht unnötig aktiviert und können sich damit besser erholen.

Wichtig ist, dem Körper genügend Nährstoffe zuzuführen. Eiweiße, Fette und frisches Gemüse sind die beste Wahl für eine enzymreiche Ernährung. Obst sollte man wegen des enthaltenen und schwer verdaulichen Fruchtzuckers nur in Maßen genießen und wenn, immer zusammen mit etwas Eiweiß und am besten zu den Hauptmahlzeiten. Das verhindert den sprunghaften Anstieg des Blutzuckerspiegels.

Ganz wichtig: Lassen Sie niemals das Frühstück ausfallen! Ihr Körper hat über Nacht gehungert und braucht für einen gesunden Start in den Tag Energie. Die bekommt er über das richtige Essen am Morgen. Achten Sie auch hier auf die richtige Kombination von Eiweißen, Fetten und Kohlenhydraten. Morgens ist Eiweiß besonders wichtig. Ich trinke gern als Erstes einen Mix aus Ziegen- oder ein bisschen Sojamilch mit Reisprotein (kann man im Internet bestellen). Als Alternative kann man auch Hanfprotein nehmen. Oder, wenn Sie nicht allergisch dagegen sind, essen Sie ein Ei, wie auch immer zubereitet.

Im Laufe des Tages achten Sie bitte darauf, regelmäßig zu essen. Jede ausgefallene Mahlzeit bedeutet Stress für Ihren Körper. Lieber mehrere kleine Mahlzeiten als eine große. Und immer sollte Eiweiß und ein bisschen Fett enthalten sein. Und anders, als es die meisten Ärzte einem seit Jahrzehnten raten: Salzen Sie Ihr Essen. Eine klare Brühe zwischendurch kann Ihnen aus einem Tief am Nachmittag oder zwischen Frühstück und Mittagessen helfen. Probieren Sie es mal aus.

- Lassen Sie alle Stimulanzien weg, sprich Kaffee, grünen Tee, Energydrinks, Cola. Dazu gehören auch Mittel zum Abnehmen, weil sie oft Koffein oder natürliche Wachmacher wie Guarana enthalten. Alles, was Ihnen zuerst scheinbar guttut, weil es Sie aufputscht, schadet Ihnen auf Dauer und lässt Sie nach der ersten Verbesserung in ein umso tieferes Loch fallen. Auch wenn es sich im ersten Moment unmöglich anhört, ich verspreche Ihnen, es geht! Ich trinke seit einem halben Jahr keinen Kaffee mehr, auch keinen Espresso – und ich lebe noch! Mittlerweile mag ich sogar nicht einmal mehr den Geruch. Sie tun Ihrem Körper wirklich etwas Gutes, wenn Sie darauf zumindest für eine gewisse Zeit verzichten!

- Trinken Sie genügend Wasser! Wenn der Körper dehydriert, stresst ihn das genauso, wie wenn Sie nicht essen (wenn nicht noch mehr!).

- Gönnen Sie Ihrem Körper Ruhe, Erholung, Schlaf! Gehen Sie um 22 Uhr ins Bett und schlafen Sie, wenn möglich, bis 8 oder 9 Uhr. Vermeiden Sie auf jeden Fall Übermüdung und jede Art von Schlafmangel! Und wenn das nicht die ganze Woche über klappt, dann richten Sie es immerhin so oft wie möglich ein.

- Nehmen Sie sich Auszeiten! Mindestens ein Tag in der Woche gehört Ihnen, Ihrer Familie, Ihren Freunden – und nicht dem Job! Hocken Sie an diesen Tagen nicht in der Bude, gehen Sie raus, erleben Sie etwas. Am besten in der Natur. Egal, ob Sie Fahrrad fahren, wandern oder schwimmen gehen, allein, mit der Familie oder Freunden: Wenn Ihr Geist andere Eindrücke bekommt, tut das Ihrer Seele gut.

- Schalten Sie den Computer, den Fernseher und das Handy abends aus – und zwar nicht erst vom Bett aus! Das unnatürliche Licht drosselt die natürliche Melatoninproduktion, Ihr Körper schafft es nicht runterzufahren. Sie schlafen schlechter und weniger tief. Die fehlende Regeneration schwächt wieder die Nebennieren.

- Haben Sie Spaß! Lachen Sie! Umgeben Sie sich mit Menschen, die Sie mögen!

- Gehen Sie zum Yoga. Lernen Sie zu meditieren. Oder gehen Sie öfter spazieren. Alles, was Sie entspannt und auf andere Ideen bringt, alles, was Sie dem täglichen Hamsterrad entfliehen lässt, ist gut für Sie.

- Versuchen Sie, ob es Ihnen besser geht, wenn Sie morgens ein Glas Wasser oder Gemüsesaft mit einem halben bis einem Teelöffel (unjodiertem) Salz zu sich nehmen. Das hilft, den Blutdruck zu steigern, und entlastet damit die Nebennieren.

Sport

Es gibt eigentlich keinen besseren Weg, Stress abzubauen, als sich zu bewegen. In Kapitel 7 beschäftige ich mich damit ausführlich. Hier sei nur kurz gesagt: Übertreiben Sie es auf keinen Fall! Absolvieren Sie lieber kleinere Einheiten regelmäßig als einmal eine große. Und auch hier gilt: Suchen Sie sich eine Sportart, die Ihnen Spaß macht!

Mittel, die die Nebennieren wieder in Balance bringen

Wenn Sie mein erstes Buch gelesen haben, haben Sie sicher schon bemerkt, dass ich ein großer Fan bin von schnellen Ergebnissen und zügiger Verbesserung. Ich warte nicht gern lange, bis sich etwas zum Positiven verändert. Man könnte auch sagen, ich bin extrem ungeduldig. Das macht es mir nicht immer unbedingt leichter, aber ich bin mir sicher, dass diese Schwäche mit daran Schuld trägt, dass es mir heute so viel besser geht als noch vor ein paar Monaten.

Die Tipps, die ich Ihnen oben zusammengefasst habe, sind ein Muss, wenn man möchte, dass es einem mit oder trotz Hashimoto besser geht. Man kann aber natürlich noch etwas nachhelfen, wenn man möchte …

Ich habe viele Mittel ausprobiert, um meine Nebennieren – egal in welchem Zustand sie gerade waren – zu unterstützen. Einige haben gar nicht gewirkt, andere anders als erwünscht.

Wichtig ist es, dass Ihr Körper mit genügend Nährstoffen, Vitaminen, Spurenelementen und Mineralien versorgt wird. Ein Mangel verursacht wiederum Stress – und genau den gilt es ja zu vermeiden. Prinzipiell unterstützend wirken Vitamin C, Chrom, L-Carnitin, Co-Enzym Q10, B-Vitamine, Magnesium, Alpha-Liponsäure, Aminosäuren und essenzielle Fettsäuren (Nachtkerzenöl, Leinöl). Sprechen Sie mit Ihrem Arzt und lassen Sie gegebenenfalls testen, was Ihnen fehlt. Das ist aber nur die Grundlage. Bei einer ausgewachsenen Nebennierenschwäche sind die Nährstoffe nur die Pflicht. Die Kür, die die richtig guten Ergebnisse bringt, sind die Mittel, die ich Ihnen jetzt vorstelle:

Phytocortal N

Meine Heilpraktikerin hat mir dann Phytocortal N verschrieben. Das ist ein homöopathisches Mittel, das bei Mangel an Kortikoiden, vor allem Cortisol, therapeutische Anwendung findet. Im

Allgemeinen nimmt man dreimal 50 Tropfen, eine halbe Stunde vor dem Essen. Bei einer leichten Nebennierenerschöpfung kann Phytocortal N helfen. Ich hatte zu wenig Geduld, auf Linderung zu warten. Deshalb habe ich weitergesucht.

In dem Buch von Dr. James Wilson habe ich dann den Hinweis gefunden, dass man in den USA Kälbernebennierentabletten verschreibt. Ich machte mich auf die Suche. Kein Apotheker in Hamburg hatte davon je gehört. Bei meinen Ärzten stieß ich auch auf ratlose Gesichter. Im Internet wurde ich schlussendlich fündig.

Cytozyme

Cytozyme AD von der Firma Biotics enthält hormonloses Nebennierengewebe von neugeborenen Kälbern. Es sind darin alle Rohstoffe vorhanden, um die Nebenniere wieder aufzubauen und in ihrer Funktion zu unterstützen. Die Produktion der Nebennierenrinde wird wieder angeregt.

Die typische Dosierung beträgt ein bis zwei Tabletten dreimal täglich. Allerdings sollte man ganz vorsichtig damit anfangen. Ich war so froh, als das erste Päckchen mit den kleinen braunen Pillen endlich ankam, dass ich mir gleich dreimal drei einverleibt habe. Das ging natürlich nach hinten los. Ich wachte am nächsten Morgen mit unzähligen Pickeln im Gesicht auf, hatte zwei Kilo zugenommen, alles Wasser, und fühlte mich furchtbar. Also, nicht übertreiben! Lieber langsam die Dosis steigern. Mir reichen selbst bei der größten Erschöpfung dreimal eine Tablette.

Sie werden sehr schnell eine Besserung verspüren. Innerhalb von ein bis zwei Tagen wahrscheinlich schon. Sie werden weniger müde sein, besser schlafen, sich allgemein besser, fröhlicher, ausgeglichener und stärker fühlen. Beobachten Sie sich gut während der Einnahmezeit und gehen Sie nach einigen Tagen oder Wochen, wenn das Gefühl der Erschöpfung nachlässt, langsam wieder mit der Dosis runter.

Ich bin großer Fan dieses Extrakts und habe immer ein Döschen davon zu Hause. Steigt der Stresspegel, stapelt sich die Arbeit oder passiert etwas Unvorhergesehenes wie zum Beispiel ein Bandscheibenvorfall (wie an Weinachten 2012), habe ich die Packung immer griffbereit. Mittlerweile haben meine medizinisch Vertrauten dieses Mittel auch in ihre Praxen aufgenommen und vielen Patienten damit schnell geholfen.

Cordyceps

Cordyceps sinesis ist ein chinesischer Heilpilz, der jahrhundertelang traditionell eingesetzt wurde gegen Müdigkeit, um die körperliche Widerstandskraft und die Lungenfunktion zu stärken. Chinesische Athleten brachen vor einigen Jahren plötzlich sämtliche Weltrekorde, weil sie zusätzlich zu ihrer normalen Ernährung (und eventuell einigen verbotenen Mittelchen wie Schildkrötensuppe und anabolen Steroiden) Cordyceps eingenommen hatten. Ernst zu nehmende und seriöse Studien haben gezeigt, dass die Sportler dank der Pilztabletten mehr Sauerstoff aufnehmen und nutzen konnten. Zudem verbesserte sich die Testosteronproduktion im Körper (auch für Frauen wichtig), die bei einer schwächelnden Nebenniere extrem zurückgefahren wird. Durch eine geschwächte Nebenniere wird die Testosteronproduktion unterdrückt. Das wiederum verringert das Energielevel und das körperliche Durchhaltevermögen sowie die Libido.

Bei der Einnahme von ein bis drei Gramm Cordyceps in Form von Tabletten oder Pulver pro Tag sind keine Nebenwirkungen bekannt. Besonders nach dem Sport wirkt der Pilz regenerierend und stressmindernd.

Pregnenolon

Pregnenolon ist, wie schon beschrieben, ein Vorläufer für viele Hormone, die in den Nebennieren gebildet werden. Es unterstützt einen höheren Cortisolausstoß. Die Dosis beträgt normalerweise zu Anfang zehn Milligramm, die bis auf 50 Milligramm gesteigert werden können. Am besten nimmt man sie morgens auf nüchternen Magen. Das Produkt ist in Deutschland nicht über die Apotheken erhältlich (oder nur mit Rezept), kann aber importiert oder über das Internet bestellt werden.

Ich bin vorsichtig mit der Einnahme von Hormonen. Deshalb würde ich Pregnenolon erst einnehmen, wenn die Kälbernebennierentabletten nicht anschlagen oder Sie sie aus welchen Gründen auch immer nicht einnehmen möchten.

DHEA

Das Gleiche wie für Pregnenolon gilt auch für DHEA. Aber bei einem niedrigen Spiegel ist eine orale Gabe eine gute und relativ nebenwirkungsfreie Möglichkeit, den Körper zu unterstützen. Man sollte morgens zehn bis 25 Milligramm 7-Keto-DHEA nehmen, und auch hier mit der kleineren Dosis beginnen. 7-Keto-

DHEA hat im Gegensatz zu DHEA den Vorteil, dass es nicht in Sexualhormone umgewandelt wird. Es besitzt damit alle Vorteile des DHEA ohne dessen Nebenwirkungen. Wiederum ist dieses Stoffwechselprodukt in Deutschland eigentlich nicht erhältlich, im Internet schon – oder mit Rezept über einige Apotheken.

Kortison

Eigentlich liegt es nahe, bei einem Mangel an Cortisol das entsprechende Medikament Kortison zu geben. Dr. James Wilson rät in seinem Buch »Grundlos erschöpft« davon ab. Und auch ich würde es nicht nehmen. Unser Hormonsystem ist so komplex, dass eine Zufuhr von außen eventuell den Nebennieren das Signal gibt, dass genügend Cortisol im Körper vorhanden ist. Das wiederum setzt eine Rückkopplung in Gang, die in anderen Hormondrüsen Auswirkungen haben. Die Nebenwirkungen von Kortison sind heftig. Man muss es langsam ausschleichen, was große Probleme verursachen kann. Ich würde immer eher die Kälbernebennierentabletten nehmen, anstatt mir Kortison verschreiben zu lassen.

Melatonin

Ein Mangel des Schlafhormons Melatonin lässt einen Menschen schwer ein- und durchschlafen. Es steuert nachts die Ausschüttung von Wachstums- und Sexualhormonen, aber hat auch Einfluss auf das Immunsystem. Deshalb sollten Sie es als Hashimoto-Patient unbedingt mit Bedacht und überlegt einsetzen, wenn überhaupt. Am besten die störenden Lichtquellen wie Fernseher und Computer am Abend abschalten, den natürlichen Rhythmus des Körpers akzeptieren und rechtzeitig zu Bett gehen. Noch mehr Tipps zur Melatoninproduktion finden Sie in Kapitel 5 unter dem Stichpunkt »Wachstumshormon«.

Phosphatidylserin

Ich habe lange nach einem legalen, nicht verschreibungspflichtigen und unschädlichen, aber wirkungsvollen Mittel gesucht, um mein körpereigenes Cortisol vor allem zur Nacht hin zu senken. Natürlich gibt es Medikamente, die das spielend schaffen. Die Nebenwirkungen sind aber wesentlich stärker als der Nutzen.

Die einzige sinnvolle Substanz, auf die ich gestoßen bin, ist Phosphatidylserin. Tatsächlich waren es Bodybuilder-Seiten im Internet, auf denen ich davon zum ersten Mal gelesen habe. Weil die Jungs meist zu viel trainieren, um ihre Muskelberge aufzutürmen, produzieren ihre Nebennieren nach jeder Einheit zu viel Cortisol. Das wiederum bremst die Fettverbrennung und sorgt für einen Muskelabbau. Um diesen zu stoppen, schlucken viele Kraftsportler Phosphatidylserin. Dieser Wirkstoff wirkt nicht direkt auf die Nebennieren ein, sondern auf Hirnareale, die für die Koordination der Nebennierenfunktionen zuständig sind. Deshalb ist er auch Patienten mit niedrigem Cortisolwerten zu empfehlen.

Außerdem ist Phosphatidylserin Bestandteil der Zellmembran und ein wichtiger Nährstoff für das Gehirn. Zudem ist es unerlässlich für den Abtransport von Abfallstoffen und die Einschleusung von Nährstoffen in die Zellen. Eigentlich könnte der Körper die Substanz selbst produzieren, aber den meisten Menschen fehlen dank falscher Ernährung, Verdauungsprobleme oder Krankheiten die dazu notwendigen Vitamine, Enzyme und Spurenelemente. Die Einnahme verbessert nachweislich die Stimmung und die Antriebskraft, vermindert Depressionen, schützt die Zellen vor oxidativem Stress und steigert die Leistungsfähigkeit.

Leider haben erst sehr hohe Dosen um die 800 Milligramm eine aussagekräftige Wirkung auf den Cortisolspiegel. Man muss also acht Tabletten über den Tag verteilt einnehmen. Der Preis liegt bei circa 30 Euro für 60 Kapseln. Das bedeutet, Phosphatidylserin ist ein wirksames, aber sehr teures Mittel gegen die Auswirkungen von Stress. In Dr. Datis Kharrazians Buch »Schilddrüsenunterfunktion und Hashimoto anders behandeln« schreibt er von einer Salbe, die Phosphatidlyserin in hohen Dosen enthält und mithilfe derer man den Wirkstoff über die Haut umgehend direkt ins Blut transportieren kann. Bis zu 2000 Milligramm pro Hub. Die Klösterl-Apotheke in München versucht zurzeit, ebendiese Creme herzustellen. Sobald sie dort zu bekommen ist, werde ich es auf unserer Website www.hashimoto-deutschland.de und auf der Facebook-Seite Hashimoto Deutschland bekannt geben.

L-Theanin

L-Theanin ist eine Aminosäure, die natürlicherweise in grünem Tee vorkommt. Sie fördert die Entspannung, ohne schläfrig zu machen oder die Aufmerksamkeit zu beeinträchtigen. Gleichzeitig verbessert L-Theanin die Konzentration und das Lernvermögen. Die Aminosäure verstärkt die Produktion von Alpha-Wellen im Gehirn, die für wache Entspanntheit zuständig sind. Das gibt dem Körper auch tagsüber die Möglichkeit, zwischen An- und Entspannung hin- und herzuwechseln, ohne dabei den

Cortisolspiegel zu sehr in die Höhe zu treiben. L-Theanin kann auch den Dopaminspiegel erhöhen. Dopamin ist ein weiterer im Gehirn vorkommender chemischer Stoff, der die Gemütsverfassung verbessern kann.

Um die nötige Menge L-Theanin aufzunehmen, müsste man etwa vier Tassen grünen Tee pro Tag zu sich nehmen. Das enthaltene Koffein würde den ganzen Nutzen aber zunichtemachen, weil es ja wieder anregend wirkt. Deshalb macht es Sinn, auf Kapseln mit L-Theanin auszuweichen. Auch, weil beim Entkoffeinieren des Tees das meiste des wertvollen Wirkstoffs ebenfalls zerstört wird. 50 bis 200 Milligramm L-Theanin haben sich in Studien als wirksam herausgestellt. Die maximale Wirkung tritt etwa 30 Minuten bis zwei Stunden nach der Einnahme ein.

GABA

GABA steht für Gamma-Amino-Buttersäure (auf Englisch gamma amino butyric acid) und ist eine nicht essenzielle Aminosäure. Das bedeutet, dass der Körper sie selbst aus einer anderen Aminosäure (in diesem Fall Glutamin) herstellen kann.

GABA ist das natürliche »Beruhigungsmittel« des Gehirns, wirkt angstlösend und antidepressiv. Es hemmt die Übertragung von Signalen in den Nervenendigungen und nimmt somit eine sehr wichtige Schleusenwärterfunktion ein. In rund 30 Prozent aller Nervenzellen findet sich die Aminosäure, und bei Hemmung der Synthese kommt es zu Krampfanfällen.

Zusätzlich fördert GABA die Freisetzung von Wachstumshormon (GH – growth hormone), das eines der wichtigsten Hormone des Körpers ist und in der Hirnanhangsdrüse produziert und ausgeschüttet wird. GH ist unter anderem für den Muskelaufbau wichtig und hat zudem Anti-Aging- und viele krankheitsvorbeugende und entgiftende Eigenschaften.

Im Alter, durch Dauerstress, Krankheiten und durch ständige Reizüberflutung wie Fernsehlicht oder ständiges Computerbildflimmern kommt es zu einem Abfall des körpereigenen GABA-Spiegels und der -Aktivität.

GABA hat, im Gegensatz zu herkömmlichen Tranquilizern und Psychopharmaka, kein Suchtpotenzial und auch keine anderen gravierenden Nebenwirkungen. Es wirkt an den gleichen Rezeptoren (GABA-Rezeptoren), die auch Valium beeinflusst. Manche Menschen spüren kurz nach der Einnahme ein leichtes Kribbeln auf der Haut. Ganz selten hat man das Gefühl, ein bisschen schwerer Luft zu bekommen. Das verschwindet aber sehr schnell wieder. Ich kenne diese Begleiterscheinungen auch. Aber sie treten wirklich selten auf, und da ich sie zuordnen kann, finde ich sie nicht weiter schlimm.

Die Dosierung beträgt normalerweise 500 Milligramm zwei- bis dreimal täglich. Oft reicht eine Kapsel morgens und abends. Probieren Sie aus, mit welcher Dosis es Ihnen am besten geht.

Der Darm

Schon Hippokrates wusste es: »Der Tod lauert im Darm.« Das war vor über 2000 Jahren. Und noch im 21. Jahrhundert hat diese Aussage Bestand. Die meisten Menschen haben heutzutage

Probleme mit ihrer Verdauung. Das liegt an falscher Ernährung, zu wenig Bewegung, Nebenwirkungen von Medikamenten und und und. Der Großteil unseres Immunsystems (etwa 60 Prozent) sitzt im Darm. Da liegt es nahe, dass es bei einer Autoimmunerkrankung wie Hashimoto eine ist, irgendeinen Zusammenhang zwischen Darm und unseren Beschwerden geben muss.

Seit ich mit den Symptomen zu kämpfen habe, ist auch immer mein Darm betroffen. Ich lasse mich jedes Jahr mindestens einmal auf Nahrungsmittelallergien testen. Und halte mich tapfer an die Verbote. Und ich rate jedem, der die Diagnose Hashimoto bekommt, zu einer gründlichen Untersuchung des Darms mittels Stuhltests. Achten Sie dabei auf ein gutes Labor, denn nicht jedes kann alle Bakterienstämme erkennen. Und wenn da einer unbeobachtet aus dem Ruder läuft, geht es dem Betroffenen meist sehr schlecht, ohne dass der Arzt sich das erklären kann.

Würde man die Darmschleimhaut ausbreiten, wäre sie 200 Quadratmeter groß, die gleiche Größe hat ein Tennisplatz. Darauf, also auf der Darmschleimhaut, siedeln 100 Billionen Mikroorganismen, die die Grenze zwischen unserem Körper und der Außenwelt darstellen. Denn medizinisch gesehen ist erst das, was es durch die Schleimhaut ins Blut geschafft hat, innerhalb unseres Körpers. Die Darmflora ist nicht nur dafür da, unsere Nahrung zu verdauen und die Nährstoffe auszusieben, sondern auch, um unseren Körper vor Krankheiten zu schützen.

Im Idealfall existieren die unzähligen Arten von Bakterien in trauter Nachbarschaft nebeneinander. Jede hat ihre Aufgabe. Kommt es aber durch eine Störung (Krankheit, Infektion, falsche Ernährung, Nebenwirkungen von Medikamenten, zum Beispiel

Antibiotika) zu einer Schädigung der Darmflora, kann das ganze System kippen. Man spricht in diesem Fall von einer Darmdysbiose. Das zeigt sich dann in Form von Verstopfung, Durchfall, Aufgeblähtsein, Bauchschmerzen oder -krämpfen.

Die Darmflora ist ein extrem fragiles System und doch so wichtig für unser Wohlbefinden. Wir vergessen so schnell, was wir unserem Körper antun, wenn wir uns schlecht ernähren, mit Medikamenten vollstopfen und zu wenig sauberes Wasser trinken. Dafür wundern wir uns, wenn der Körper den Abtransport des ganzen angefallenen Mülls nicht mehr schafft, warum es uns so schlecht geht – und wir auch noch dermaßen mies aussehen. Das eine hängt direkt mit dem anderen zusammen. Das muss man sich immer wieder vor Augen führen. Und wenn Sie Ihrem Darm Gutes tun beziehungsweise ihm helfen, wieder gesund zu werden, sind Sie schon einen großen Schritt weiter auf dem Weg zu einem angenehmen Leben mit Hashimoto.

Der Darm, die Nebennieren und die Schilddrüse sind untrennbar miteinander verbunden. Sie bilden sozusagen ein Schicksalsdreieck. Geht es dem einen schlecht, leiden die beiden anderen Organe auch. Und das kriegt der »Besitzer« ordentlich zu spüren. Deshalb ist es so wichtig, pfleglich mit allen umzugehen.

Wenn mein Darm mit den falschen Bakterien fehlbesiedelt ist, geraten meine Nebennieren unter Druck. Der ganze Körper ist gestresst. Das Immunsystem macht sich kampfbereit, um im Darm für Ordnung zu sorgen. Gleichzeitig verstärkt sich die Entzündung in meiner Schilddrüse. Ich habe das Gefühl, als würde mir jemand die Kehle zudrücken. So sieht das ins wahre Leben übersetzt aus, bei mir. Vielleicht haben Sie sich darin erkannt?

Also, neben einem Nebennierencheck beim Arzt unbedingt immer auch auf eine Darmanalyse bestehen. Ein Stuhltest bringt schnelle Ergebnisse und erklärt wahrscheinlich viele Beschwerden.

Darm, Schilddrüse & Nebennieren

Die meisten Patienten mit einer Schilddrüsenunterfunktion klagen über chronische Verstopfung. Die Passage der Nahrung durch Magen und Darm dauert länger, was das Risiko für Infektionen durch Hefen, Pilze und Bakterien steigen lässt. Das wiederum führt zu Entzündungen im Darm, zu einer gestörten Aufnahme von Nährstoffen, was einen Mangel nach sich zieht, und sehr oft zu Nahrungsmittelallergien.

Eine gestörte Verdauung gilt mittlerweile als eine der Hauptursachen von Autoimmunerkrankungen. Und eine Entzündung im Darm erschöpft die Nebennieren, was gleichzeitig die Schilddrüse in Mitleidenschaft zieht. Leidet man unter einer chronischen Verstopfung, kann der Körper unter anderem auch Hormone nicht in dem Maße abtransportieren, wie es dringend nötig wäre. Ein Zuviel an Östrogen zum Beispiel bremst wiederum die Schilddrüsentätigkeit.

Magensäure

Viele Patienten mit einer Nebennierenschwäche haben aufgrund mangelnder Salzsäure im Magen Schwierigkeiten beim Aufspalten der Eiweiße. Der Speisebrei wandert unverdaut weiter in den

Darm, gärt und wird faulig. Weil der Speisebrei nicht sauer genug ist, wird die Gallenblase nicht angeregt, genügend Gallensekret abzugeben, was eine optimale Fettverdauung unmöglich macht. Der Körper kann die dringend benötigten Fettmoleküle so aber nicht aufnehmen. Die Gallenblase wird mit der Zeit träge. Das führt zu einer schlechten Entgiftung: In der Leber stauen sich Toxine und Abfallstoffe. Wir werden müde und fühlen uns unwohl. Das Beste ist eine Kur, wie sie im Buch von Andreas Moritz »Die wundersame Leber- und Gallenreinigung« beschrieben wird. Zusätzlich kann man vor dem Essen Bittertropfen einnehmen, die die Aktivität der Gallenblase erhöhen. Mariendistel ist die beste Unterstützung für die Leber. Und zum Essen nehme ich immer Verdauungsenzyme, die helfen, Ballaststoffe, Eiweiße und Fette aufzuspalten, und so die Verdauung erleichtern und meinen Darm weniger belasten.

Leaky Gut

Durch eine lang anhaltende Störung der Darmflora kann die Oberfläche der Darmschleimhaut durchlässig werden, weil die einzelnen Zellen durch Unterversorgung absterben und keine durchgängig zusammenhängende Schutzschicht mehr bilden können. Auf Deutsch nennt man das permeable (durchlässige) Schleimhaut, auf Englisch »leaky gut syndrome«.

Gifte, Bakterientoxine, unvollständig gespaltene Nahrungsbestandteile und vieles mehr kann nun ungehindert aus dem Darm in den Körper gelangen und dort verschiedenste Beschwerden hervorrufen:

- Entzündungen des Darmes
- Verdauungsstörungen wie Blähungen, Völlegefühl, Bauchkrämpfe, Durchfall oder Verstopfung und schlecht verdaute Stühle
- Infektanfälligkeit
- Müdigkeit
- Allergien
- Nahrungsmittelunverträglichkeiten
- Entzündungen von Haut, Schleimhäuten oder Gelenken,
- Migräne
- depressive Verstimmungen

Außerdem können viele Nährstoffe, Vitamine, Spurenelemente und Mineralien nicht mehr richtig vom Darm aufgenommen werden, wodurch ein erheblicher Mangel entsteht. Diese körperliche Katastrophe setzt die Nebennieren zum wiederholten Mal unter erheblichen Stress, was einer schon bestehenden Schwächung nicht eben zuträglich ist. Andersherum öffnen geschwächte Nebennieren oder ein erhöhter Cortisolspiegel solchen Darmerkrankungen Tür und Tor. Egal, was zuerst da war, um die Nebennieren und den Darm sinnvoll und ergebnisorientiert zu behandeln, muss man auch immer das andere Organ checken und gegebenenfalls unterstützen, da die eigentliche Therapie sonst kaum oder nur mit großer Zeitverzögerung anschlagen wird.

Mithilfe eines Stuhltests kann leicht herausgefunden werden, ob und wie stark die Darmschleimhaut in Mitleidenschaft gezogen ist. Nach einer Darmreinigung (Colon-Hydro-Therapie, Heilfasten oder Ähnliches) wird der Wiederaufbau durch die passenden Darmbakterien eingeleitet. Unterstützend helfen hier Milchsäurebakterien aus Brottrunk oder Sauerkraut, da sie das perfekte Milieu für die »guten« Bakterien schaffen. Die Lebensmittel, gegen die man eine Unverträglichkeit entwickelt hat, müssen erst einmal gemieden werden. Zudem hilft eine Ernährungsumstellung, die möglichst weißmehl- und zuckerfrei ist, dafür viel Gemüse und verträgliche Ballaststoffe enthält. Bis sich die Darmschleimhaut erholt hat, kann es bis zu eineinhalb Jahren dauern. Der aktuelle Zustand sollte immer wieder durch Bluttests (Allergien) und Stuhlproben gecheckt werden. Nach und nach kann man die ehemals unverträglichen Nahrungsmittel wieder in den Speiseplan aufnehmen. Man sollte dabei seinen Körper aber gut beobachten und es nicht gleich mit der Menge übertreiben.

Histaminintoleranz

Histamin ist ein körpereigener Stoff, der vor allem bei Entzündungen und Allergien auf den Plan tritt. Das ebenfalls körpereigene Enzym Diaminoxidase (kurz DAO) baut es auf natürliche Weise wieder ab. Ist aber zu viel Histamin im Körper (durch Allergien oder Entzündungen), wird nicht genügend DAO gebildet (weil der eigentliche Produzent, die Darmschleimhaut, nicht intakt ist), wird zu viel Histamin von außen zugeführt (ist in großen Mengen enthalten in Rotwein, Erdbeeren, Tomaten, Geräuchertem, lange gelagerten Lebensmitteln wie altem Käse und so weiter), bekommt man massive gesundheitliche Probleme.

Hautausschlag, Kopfschmerzen, Durchfall, Fließschnupfen, Herzklopfen, Brechreiz sind nur einige Symptome, die bei einer Histaminintoleranz auftreten können. Ich hatte das einmal so schlimm, dass ich Panikattacken bekam und an Weihnachten kurz davor war, mich selbst in eine psychosomatische Klinik einzuweisen, weil ich nicht mehr wusste, wohin mit mir. Zum Glück fand ich durch stundenlange Recherche im Internet die Ursache meiner Beschwerden: zu viel Histamin!

Die erste Maßnahme, wenn Sie den Verdacht haben, unter einer Histaminintoleranz zu leiden, ist, alle Lebensmittel, die viel Histamin enthalten oder den Körper anregen, dieses zu bilden, einfach vom Speiseplan zu streichen. Im Internet gibt es seitenlange Listen, was geht, was nicht: Tomaten, gereifter Käse, Geräuchertes, Rotwein, viele Nusssorten, Hülsenfrüchte, Oliven, Sauerkraut, Orangen, Erdbeeren und Essig, um nur einige zu nennen. Es lohnt sich, die Liste auszudrucken und sich für eine gewisse Zeit daran zu halten. In der Apotheke bekommt man Kapseln, die das abbauende Enzym Diaminoxidase enthalten (zum Beispiel Daosin). Die kann man zum Essen nehmen, um ganz sicherzugehen.

Gleichzeitig heißt es allerdings ran an die Spurensuche. Liegt ein Leaky-Gut-Syndrom zugrunde oder haben Sie eine Fehlbesiedelung des Darms? Die Stoffwechselprodukte, die manche Bakterien in unserem Darm ausstoßen, können auch eine Histaminintoleranz auslösen. Hat man zu viele davon, kommt der Körper mit der Entsorgung nicht mehr hinterher. Also machen Sie einen Stuhltest bei Ihrem Arzt. Auch hier braucht man wieder Geduld. Das Problem lässt sich nicht von heute auf morgen lösen. Aber es wird Sie von einigen Beschwerden befreien. Und da lohnt sich das Warten doch, oder?

Polyneuropathie

Im Frühjahr 2013, als ich mitten in der Pressearbeit zum ersten Buch »Jeden Tag wurde ich dicker und müder« steckte, bemerkte ich seltsame Veränderungen in meinem rechten Fuß. Der zweite Zeh war plötzlich taub. Fuhr ich sanft über die Haut am Rist, kribbelte es einerseits, als ob Tausende kleiner Ameisen darüberlaufen würden, und andererseits fühlte es sich irgendwie betäubt an, dumpf. Kam ich nur leicht gegen etwas oder stand ich barfuß auf einem Steinchen, schmerzte das unglaublich stark. Wegen jeder kleinsten Berührung stiegen mir sofort die Tränen in die Augen. Auto fahren, Sport machen, barfuß laufen – plötzlich war alles anders. Und mit der Zeit breitete sich das aus: über den ganzen rechten Fuß und auch das Schienbein hoch. Dann fühlte sich die linke Seite genauso an. Und nach einiger Zeit auch die Hände. Morgens war es am schlimmsten. Beim Aufwachen musste ich erst einmal die Finger zu einer Faust ballen und kräftig massieren, damit wieder Leben in sie kam. Die ersten Schritte nach dem Aufstehen wurden immer wackeliger und unkoordinierter. Das machte mir Angst. So etwas kannte ich bisher nicht und hatte es auch noch von niemandem gehört. Was war das?

Nach einigen Recherchen kam ich auf den Begriff »Polyneuropathie«. Eine Nervenstörung, die eigentlich vor allem Menschen mit Diabetes betreffen. Alpha-Liponsäure (dreimal 600 Milligramm als Kapseln zum Essen) und Vitamin-B12-Infusionen halfen mir zu Anfang. Aber schnell kamen die Beschwerden wieder. Ich suchte weiter und merkte schnell, dass das mal wieder ein Problem war, das nicht so einfach zu lösen ist. Und: Anscheinend betrifft es viele Hashimoto-Patienten! Denn wenn ich auf Facebook oder bei den Lesungen darauf zu sprechen kam, war das Interesse groß. Und wieder mal war der Tenor: Mein Arzt sagt, das hat nichts mit Hashimoto zu tun! Wunderbar, ich recherchierte weiter …

Das nächste Ergebnis: Die Schulmedizin verschreibt gern ein klassisches Medikament, das leider keine Wirkung zeigt gegen die Polyneuropathie-Symptome. Aber die Krankenkassen zahlen es trotzdem … Alternativmediziner erklärten mir, dass der Auslöser der Beschwerden Fettstoffwechselstörungen, eine hoffnungslose Übersäuerung, eine falsche Mineralisierung und ein Mangel an Vitaminen und Spurenelementen sei. Man solle den Darm sanieren, die Nebennieren in Balance bringen, die Leber entgiften, Gifte sowieso komplett aus dem Körper eliminieren und die Schilddrüse behandeln. Toll! Das waren alles meine Baustellen. Eigentlich logisch, dass die Nerven in meinen Extremitäten anfangen mussten durchzudrehen. Trotzdem: Das musste wieder aufhören. So viel stand fest.

Auf lange Sicht gesehen und in der Rückschau hängt das Auf und Ab dieser Symptome bei mir von meinem Allgemeinbefinden ab. Geht es meinen Nebennieren und meinem Darm gut, fühle ich mich perfekt mit Schilddrüsenhormonen eingestellt, und esse ich, was meinem Körper wirklich guttut, trinke ich genügend stilles Wasser, entgifte ich meinen Körper, gönne ich mir genügend Ruhepausen und bin ich ausreichend mit allen Vitaminen und Mineralien versorgt, werden auch die Polyneuropathie-Probleme weniger. Ganz wegbekommen habe ich sie allerdings bisher noch nicht. Aber ich habe mich daran gewöhnt und bin froh, sie mit den in diesem Buch beschrieben Maßnahmen in Schach halten zu können.

Wie gesagt, Alpha-Liponsäure hilft mir wirklich weiter. Ich nehme 1800 Milligramm über den Tag verteilt. Bitte nicht zusammen mit Präparaten, die Eisen, Kalzium oder Magnesium enthalten, einnehmen, auch nicht mit Milch, da Alpha-Liponsäure mit Metallen Chelatkomplexe eingeht. Diese werden daraufhin ungenutzt aus dem Körper transportiert.

MSM (Methylsulfonylmethan) ist eine organische Schwefelverbindung, ein unverzichtbarere Bestandteil von Enzymen, Hormonen und vielen lebenswichtigen Aminosäuren. Durch die Nahrung nehmen wir heutzutage viel zu wenig Schwefel (ist unter anderem enthalten in Leinöl, Hirse und Ziegenmilch) zu uns. Dadurch werden im Körper gebildete Enzyme und Aminosäuren biologisch inaktiv, können vom Körper nicht mehr, wie ursprünglich angedacht, genutzt erden. MSM ist ein wertvoller Entgifter, ein natürliches Schmerzmittel und eine Substanz, die ohne Nebenwirkungen Entzündungen bekämpft.

Ein einfach durchzuführendes, aber sehr wirksames Mittel sind Basenbäder. Wer keine Lust hat, zwei bis drei Stunden in der Wanne zu verbringen, kann jeden Tag ein Fußbad nehmen, am besten über mindestens sechs Wochen. Totes-Meer- oder Himalajasalz in einer großen Schüssel mit warmem Wasser auflösen und rein mit den Füßen. Achten Sie dabei immer auf Ihren Kreislauf. Falls es Ihnen nicht gut geht, sofort aufhören. Der Körper ist dann mit der Ausleitung überlastet.

Achten Sie darauf, genügend Magnesium zu sich zu nehmen. Zudem sind B-Vitamine, und dabei vor allem die »Nervenvitamine« B1, B6 und B12, unerlässlich. Sie aktivieren die Erneuerung geschädigter Nerven und ihrer Funktion. Vitamin D sollten alle Autoimmunkranken zu sich nehmen. Lassen Sie beim Arzt Ihren Wert im Blut bestimmen und sich entsprechend hohe Dosen verschreiben, vor allem im Winter.

Kurz zusammengefasst: Der Müll muss raus! Nährstoffe müssen rein in Ihren Körper! Das ist keine kurzfristige Angelegenheit, genau wie die Beschwerden sich ja auch nicht über Nacht entwickelt haben. Haben Sie Geduld. Und lesen Sie Kapitel 5 zum Thema Entgiftung aufmerksam.

Es ist ja fast schon grotesk, dass mit der Polyneuropathie uns Hashimoto-Patienten wieder eine Erkrankung trifft, die so vielfältig und schwer einzuordnen ist. Und wieder gibt es nicht die eine, hundertprozentig zuverlässig funktionierende Therapie.

Es muss erneut jeder seinen individuellen Weg finden. Deshalb ist auch die Polyneuropathie ein weiteres böhmisches Dorf für die meisten Ärzte. Es gibt keine Pille dagegen, also kann es gar nicht so schlimm sein. Müsste einer von ihnen regelmäßig nachts aufspringen, weil ihm eine Hand oder ein Bein komplett eingeschlafen ist und dadurch gefühllos wie ein toter Klumpen an ihm herunterhängt, würden sich die Herrschaften im weißen Kittel anders an das Thema heranmachen. Aber wahrscheinlich verlangen wir da auch zu viel. Umweltmediziner wissen eher, mit Polyneuropathie-Symptomen umzugehen. Leider gibt es davon nicht allzu viele in Deutschland. Aber wenn Sie zumindest einige der Vorschläge in diesem Buch übernehmen, werden Sie Besserung verspüren. So geht es mir auf jeden Fall.

5. KAPITEL
Entgiften!

Stellen Sie sich einen großen Tusch vor. Denn jetzt kommt's: In diesem Kapitel finden Sie das Geheimnis hinter Hashimoto! Der Auslöser, der Grund, die Basis. Hat Ihnen noch kein Arzt erzählt? Seltsam, oder? Ich gehe sogar noch einen Schritt weiter: Ich verrate Ihnen, wie Sie dieser abscheulichen Krankheit den Nährboden entziehen. Glauben Sie nicht? Dann lesen Sie einfach weiter. Ich werde es Ihnen beweisen! Entgiften lautet das Zauberwort, um das sich alles dreht.

Dieses Kapitel ist das Wichtigste des ganzen Buches. Und, das ist mir sehr wohl bewusst, es wird dasjenige sein, das Sie am meisten fordern wird. Eventuell sogar verärgern oder ratlos zurücklassen. Denn hier gehen wir an die Grundfesten unseres heutigen Lebens, unseres modernen Lifestyles, wie es neudeutsch heißt. An die heiß geliebten Gewohnheiten. An das, was alle anderen machen (dürfen) – und jetzt komme ich daher und verbiete es Ihnen einfach!

Aber genau so sollen Sie all die Anregungen nicht sehen, die ich Ihnen auf den folgenden Seiten gebe. Es geht hier nicht um Regeln oder Verbote. Wenn Sie das System verstanden haben, das ich Ihnen aufzeige, werden Sie von selbst einige Dinge in Ihrer Wohnung, Ihrem Kühlschrank, sogar in Ihrem Kosmetikschränkchen ändern. Der Wechsel der Zahnpastasorte kann Ihnen beim Kampf gegen Hashimoto helfen. Verrückt, oder? Und eigentlich doch nicht so schwierig, wie ich finde. Zudem gar nicht teuer.

Sie sollen vor allem auch nicht versuchen, alles, was Sie hier lesen, von jetzt auf gleich umzusetzen. Denn das werden Sie nicht durchhalten, und wenn Sie es trotzdem versuchen oder, noch schlimmer, erzwingen möchten, ist der Frust schon vorprogrammiert. Aber keine Angst, das ist auch nicht Sinn der Sache. Ich erkläre alles ganz genau. Und Sie können sich dann entscheiden, ob diese oder jene Veränderung etwas für Sie ist – oder auch nicht. Gehen Sie's entspannt an und lassen Sie sich nicht unter Druck setzen. Rom ist auch nicht an einem Tag erbaut worden – und niemand verlangt von Ihnen, innerhalb kürzester Zeit Ihr komplettes Leben über den Haufen zu werfen. Ich bin mir sicher, da würde Ihre Familie und der Freundeskreis auch nicht mitmachen. Und Sie würden den Spaß daran verlieren, ohne die vielen tollen Ergebnisse und gesundheitlichen Verbesserungen richtig erfahren zu haben. Ich sage immer: Alles hat seine Zeit im Leben. So ist es auch mit diesen Veränderungen, Erprobungen und Umstellungen.

Was ich Ihnen aber versprechen kann, ist, dass all diese Maßnahmen, wann und welche Sie auch immer ausprobieren, positive Wirkung zeigen werden, auch in Ihrem Leben. Und das nicht nur bei uns Hashimoto-Kranken, sondern bei allen. Mein Mann, meine Freundinnen und Eltern, alle haben nach und nach den ein oder anderen vorgeschlagenen Aspekt in Ihr Leben eingebaut. Und ausnahmslos alle mussten zugeben, dass es ihnen damit besser geht und dass sie diese Wohltat nicht mehr missen möchten. Also sehen Sie Veränderungen nicht als Last oder Einschränkung, sondern als Chance!

Ein chinesisches Sprichwort sagt: Wenn der Wind der Veränderung weht, bauen die einen Schutzmauern, die anderen bauen

Windmühlen. Gehören Sie zu den Cleveren, die sich auf Neues einlassen und zu den Gewinnern gehören! Das wünsche ich Ihnen. Auch wenn uns diese Krankheit viel abverlangt, wir können unser Schicksal zum Guten wenden. Brechen Sie den starren Panzer um sich auf. Hören Sie auf zu sagen: »Das habe ich aber immer so gemacht.« Diese Zeiten sind vorbei. Denken Sie um. Sie haben eine Aufgabe im Leben gestellt bekommen, und es gibt einen Weg, damit klarzukommen. Ich bin das beste Beispiel. Ich habe die Windmühle gebaut, als ich merkte, meine Situation wird nur besser, wenn ich etwas für mich tue. Und heute bin ich Hashimoto sogar dankbar. Denn ich habe durch diese Krankheit so viel über mich und das Leben gelernt. Allem voran, dass ich alles schaffen kann, wenn ich nur an mich glaube und auf meinen Bauch höre.

Noch ein schlauer Satz: Wenn das Leben dir Zitronen gibt, mach Limonade daraus! Haben Sie sicher schon mal irgendwo gehört. Ich finde das ein schönes Bild. Und es bedeutet: Wir haben die Wahl! Wir können jammern und sauer sein. Oder wir nehmen uns der Aufgabe an und machen das Beste daraus.

Wenn man bedenkt, dass es in den nächsten Jahren immer mehr Autoimmunkranke geben wird, sind wir praktisch Pioniere. Die Veränderungen und Tipps, die Sie auf den folgenden Seiten lesen werden, helfen nicht nur Ihnen. Haben Sie Kinder mit Neurodermitis? Oder eine Freundin mit Rheuma? Kann Ihre Schwester keine Kinder kriegen? Und fühlt sich Ihr Mann immer müde? All denen können Sie weiterhelfen. Mit dem, was Sie hier lesen.

Ich werde oft gefragt, warum ich immer so gut gelaunt bin (auch schon morgens früh um fünf Uhr, wenn mein Dienst beim Sat.1

Frühstücksfernsehen beginnt), warum ich so tolle Haut habe, mein Gewicht halten und so viel arbeiten kann, trotz Hashimoto. Ich habe einen eigenen Laden in Hamburg, bin mindestens vier Tage die Woche unterwegs, schlafe in Hotels, schreibe Bücher wie dieses hier, betreibe die Facebook-Seite Hashimoto Deutschland und die dazugehörige Website www.hashimoto-deutschland.de. Ich bin auf Lesungen, beantworte so weit es geht Anfragen, die per Mail reinkommen, moderiere Veranstaltungen überall in Deutschland, kümmere mich ganz normal um meinen Haushalt und treffe ab und zu sogar meine Freundinnen und Freunde. Nicht zu vergessen meinen Mann, der sich über ein bisschen Quality Time mit mir freut. Das ist alles viel weniger glamourös, als Sie vielleicht denken mögen. Dafür aber vor allem eines: anstrengend! Mittlerweile kann ich das aber ganz gut wegstecken. Wenn ich mich an meinen eigenen »Plan« halte. Und diesen Fahrplan finden Sie in diesem Buch, speziell in diesem Kapitel.

Hilfreich, um die medizinischen Grundlagen zu verstehen, ist auf jeden Fall das erste Hashimoto-Buch »Jeden Tag wurde ich dicker und müder«. Wenn Sie es noch nicht gelesen haben, fehlt Ihnen wichtiges Basiswissen. Das hier ist sozusagen der Fortgeschrittenenkurs. Im Idealfall fangen Sie also mit Teil eins an und steigen dann hier mit ein.

Als Erstes geht es darum, Hashimoto seine Basis, den Nährboden, zu nehmen. Und das funktioniert vor allem mit den Methoden aus diesem Kapitel und überdies mithilfe derer im nächsten, in dem es um das Thema Ernährung geht. Dazu hilft Ihnen noch das Hintergrundwissen um den Darm und die Nebennieren in Kapitel 4. Ich bin wirklich ehrlich zu Ihnen: Mehr ist es nicht!

Warum hat mein Arzt mir das nie gesagt, höre ich Sie fragen? Weil die meisten keinen Schimmer davon haben. Man kann alles mit einer Tablette heilen, oder mit vier, neun, zwölf … Das ist unsere Medizin heute. Warum werden wir Deutschen dann immer kränker? Und warum fangen die Leute schon in frühen Jahren an, Tabletten zu schlucken? Aus denen werden mit der Zeit mehr und mehr. Denn jedes Präparat hat Nebenwirkungen, die wiederum mit anderen Pillen bekämpft werden müssen. Zum Schluss blickt selbst der Arzt nicht mehr durch, und der hörige Patient verleibt sich fleißig weiter die Chemiebömbchen ein, nicht wissend, welcher Schaden da am und im Körper entsteht. Aus diesem Teufelskreis müssen wir ausbrechen. Ich möchte nicht, dass Sie als »Standardpatient« irgendwann vollgepumpt mit Antidepressiva, Bluthochdruckmitteln, Schlaftabletten, Antidiabetespillen und was der Medizinschrank noch so hergibt enden. Denn dann ist der Weg zurück zu einem normalen Leben noch viel schwerer, als er heute schon ist, wenn nicht gar unmöglich. Trotz der vielen Mittel wird es Ihnen keinen Deut besser gehen.

Meine beste Freundin ist Personal Trainerin und erzählt mir immer wieder kopfschüttelnd und entsetzt von neuen Kunden. Meistens sind es Männer Anfang 40. Über die Jahre und konfrontiert mit täglichem Stress haben Sie sich einiges an Gewicht angefuttert. Der Hausarzt hat ihnen gegen den hohen Blutdruck dieses Mittelchen verschrieben, dann noch eine Schlaftablette, was fürs Herz, ein paar Helfer gegen Diabetes, vielleicht eine Dosis Magengel und noch was gegen die ständigen Gelenkschmerzen. Sie kennen solche Menschen sicher aus Ihrem Bekanntenkreis. Ein anderes Lebensmanagement, besseres Essen, mehr Bewegung, mehr Schlaf, weniger Computer und TV, dafür regelmäßig einen Abstecher in die Natur. Das würde ihnen helfen. Nicht noch eine Pille. Aber das ist so bequem. Und macht's dem Arzt so viel einfacher, als lange Diskussionen über Ernährung zu führen. Und die Pharmaindustrie ist auch happy. Da steigen die Aktienwerte doch gleich noch ein bisschen mehr gen Himmel.

Ich weiß, ich gehe sehr hart mit den Herrschaften im weißen Kittel ins Gericht. Ich habe leider nur sehr wenige positive Exemplare dieser Zunft getroffen. Und die, denen ich mein Vertrauen schenke, weil sie meines Erachtens viele wahre, aber auch sehr unangenehme Dinge aussprechen, müssen auch noch mit Repressalien rechnen, weil sie nicht ins Schema passen. Sie verlieren ihre Jobs in Kliniken, weil sie schlicht aus dem Verhaltensraster rausfallen, oder bekommen Probleme im täglichen Praxisalltag, weil Sie sich öffentlich gegen die Pharmaindustrie und die in Deutschland propagierte Schulmedizin als einzig wahres Allheilmittel positioniert haben. Da muss man stark sein, um öffentlich zu seiner Meinung zu stehen.

Mir ging es nach dem ersten Buch ähnlich. Plötzlich tigerte ein seltsam zu lesender Artikel durch zahlreiche süddeutsche Zeitungen, die (überraschenderweise) alle zum gleichen Verlag gehören. Da wurde ich als »falsche Kranke« dargestellt, als »Drama-Queen« und Hashimoto als Modediagnose und »Krankheit der reichen Privatpatienten«. Ganz zu schweigen von den teilweise wirklich beschämend primitiven Kommentaren auf der Hashimoto-Deutschland-Facebook-Seite und als »Buchrezension« bei Amazon. Aber das hält mich nicht davon ab, meine Erfahrungen weiterzugeben. Denn ich weiß selbst am besten, wie dreckig es mir ging unter der Standardtherapie, die in Deutschland angewandt wird. Und wie gut es mir heute geht nach jahrelanger

Suche und Ausprobiererei in Eigenregie. Und ich bin damit ja nicht allein!

Ich bin mir sicher, auch Sie werden blöd angeschaut werden, wenn Sie von ein paar Dingen erzählen, die Sie in Ihrem Leben geändert haben. Aber glauben Sie mir, Pioniere werden immer zuerst verspottet. Erst später werden sie zu den Helden, die wir aus den Geschichtsbüchern kennen. Lassen Sie sich davon nicht abschrecken! Es geht um Ihr Wohlbefinden, nicht um das der anderen. Und wenn Sie von innen heraus strahlen, wird Ihre Umwelt plötzlich ganz neugierig wissen wollen, was Sie dafür getan haben. Die merken nämlich sehr wohl, wenn es Ihnen besser geht. Und eigentlich wollen Ihre Freundinnen, Schwestern, Kolleginnen, sogar die Ehemänner und Freunde nichts anderes. Das ist jedenfalls meine Erfahrung.

Ich erlebe immer wieder, in den unterschiedlichsten Situationen – in der Autowerkstatt, bei der Berliner Fashion Week, im Freundeskreis oder beim Bahnfahren –, dass Menschen auf mich zukommen, Männlein wie Weiblein, die mich auf Hashimoto ansprechen. Entweder leiden sie selber darunter oder die Frau, Freundin, Cousine, der Bruder, die Mutter oder gleich die ganze Familie. Und jeder findet es super, dass das Thema endlich öffentlich gemacht wurde. Trotzdem höre ich immer wieder die gleiche Geschichte: wie allein man gelassen wird. Wie spöttisch die Ärzte zum Großteil reagieren. Und wie hilflos man sich fühlt, auch wenn man nach jahrelanger Suche endlich weiß, was einem eigentlich fehlt.

Schritt eins sind wir gegangen. Jetzt heißt es, die zweite Stufe zu zünden. Und wenn Sie da mitmachen und noch viele mehr, dann können wir selbst so vieles bewegen, dass man nicht mehr an uns vorbeikommt. Denn wenn Sie sagen: Das habe ich allein hinbekommen. Das war kein Arzt. Ich habe ein paar Dinge verändert in meinem Leben und jetzt geht es mir viel besser – dann werden die Leute hellhörig. Glauben Sie mir! Ein Rezept zu bekommen, einen verständnisvollen Arzt zu finden, das ist nicht so leicht. Deshalb resignieren so viele. Ich bin ja immer für Eigeninitiative, das haben Sie sicher schon gemerkt. In diesem Kapitel ist genau das gefragt. Deshalb bin ich hier so leidenschaftlich. Ich bin aber auch so begeistert, weil ich weiß, dass es Sie weiterbringen wird.

Aber jetzt zum Punkt! Die Überschrift dieses Kapitels lautet »Entgiften!«. Das bedeutet, wir müssen unseren Körper von den Giften befreien, die sich in ihm über die Jahre angesammelt haben. Und wir müssen verhindern, dass ständig neue hinzukommen. Gifte? Um Himmels willen, werden Sie denken, was denn für Gifte? Weichmacher in Plastikflaschen zum Beispiel. Sie bringen unser Hormonsystem durcheinander. Genau wie manche Stoffe in Kosmetika oder in Ihren Möbeln, in der Farbe, mit denen Ihre Klamotten in der Fabrik gefärbt werden, oder in dem Spritzmittel, mit dem Ihr Gemüse auf dem Feld eingenebelt wird.

Vielem kann man gar nicht ausweichen, dem Quecksilber, das sich in der Luft befindet zum Beispiel. Aber anderen Toxinen kann man aus dem Weg gehen, wenn man um sie weiß. Die Umweltverschmutzung und unsere tägliche Konfrontation damit ist, wie schon einige Male erwähnt, eine der, wenn nicht die Hauptursache, der Auslöser für Hashimoto. Darüber sind sich Wissenschaftler und Ärzte heute einig. Mein Hausarzt hat mir schon vor drei Jahren gesagt, dass ich dringend entgiften muss, wenn ich möchte, dass es mir besser geht. Aber erst jetzt hab ich es verstanden. Jetzt ist die Zeit dafür in meinem Leben. Und glauben Sie mir, ich habe ordentlich aufgeräumt!

Ich habe ein paar Seiten zuvor erwähnt, dass wir Hashimoto-Patienten die Speerspitze sind, die Pioniere. Jetzt sage ich Ihnen, was ich damit meine: Es gibt ganz viele Dinge, die unsere Gesellschaft in den nächsten Jahrzehnten wird ändern müssen. Jeder von uns. Schauen Sie sich Ihre Umwelt mal bewusst an. Sehen die Menschen, Kollegen, Familienmitglieder, Freunde gesund aus? Glücklich? Nein? Ich möchte Ihnen die Augen öffnen, dass ganz viel falsch läuft in dieser Welt von heute. Wir können nicht mehr so weitermachen wie bisher. Denn unser jahrzehntelanger Lifestyle ist mit daran schuld, dass Sie und ich krank geworden sind. Das haben wir nicht bewusst gemacht. Bestimmt nicht. Machen Sie sich keine Sorgen und geben Sie sich vor allem nicht die Schuld daran. Das sind andere, die ausschließlich an ihren Profit denken. Die Firmen, die Jahr für Jahr neue Kunststoffe auf den Markt bringen, worin unsere Lebensmittel eingepackt oder die in unseren Häusern verbaut werden. Diese Materialien werden zwar von irgendwelchen Behörden freigegeben, aber es weiß keiner, wie unser Körper darauf reagiert. Der kennt diese Stoffe nämlich nicht, weil sie in den letzten 100 000 Jahren noch nicht da waren. Unser Immunsystem, werden wir damit konfrontiert, ist durcheinander. Es erkennt es nicht als Bakterium, als Pilz oder Virus, darauf hätte es eine Antwort. Und je mehr solcher seltsamen Begegnungen es gibt, desto verstörter reagiert das Immunsystem, bis es ein Organ oder ein Gewebe in unserem Körper angreift. Plötzlich und total unnötig. Wie eine Übersprungshandlung. Das nennt man dann eine Autoimmunerkrankung. Und wo eine ist, ist der nächsten Tür und Tor geöffnet: Möchten

Sie irgendwann dank Multiple Sklerose an den Rollstuhl gefesselt sein? Oder wegen eines Rheumaschubs Ihre schmerzenden Gelenke kaum mehr bewegen können? Ich nicht! Vielen Dank, ich hab mit Hashimoto schon genug zu tun. Deshalb entgifte ich. Regelmäßig. Jeden Tag. So gut es geht und mit meinem hektischen Leben vereinbar ist.

Noch eine spannende Info zu dem Thema: Wenn man »vergiftet« ist, kann man kein Gewicht verlieren. Der Körper hält Fett und Wasser fest, um die Toxine darin zu lösen. Das Prinzip: Je verdünnter die Stoffe, desto weniger Schaden können sie im Körper anrichten. Logisch, oder? Und wenn der Körper es nicht schafft, das Gift selbstständig auszuleiten, dann lagert er es eben im Bindegewebe ein. Zwischen den Organen, in den Oberschenkeln, am Popo, am Bauch, aber auch unter der Kopfhaut. Gruselige Vorstellung, oder? Das ist auch der Grund, warum es vielen, haben sie sich denn ein paar Kilos gewalttätig runtergehungert, nicht wirklich gut geht. Die Entgiftungsorgane sind total überfordert. Und eine missmutige Leber kann einem das Leben ganz schön zur Hölle machen. Meist sind die Pfunde furchtbar schnell wieder drauf. Nicht nur, weil der Stoffwechsel durch die Diät auf Sparflamme läuft, sondern (und vor allem) auch, weil das Notprogramm »Gifte möglichst unschädlich lagern« einsetzt. Vergessen Sie also Weight Watchers und Co.! Gesundes, auf Ihren Körper abgestimmtes Essen (siehe Kapitel 6), ein »entgiftetes Leben«, ausbalancierte Nebennieren und ein gesunder Darm, das ist das Geheimnis.

Sie sehen, es macht Sinn, den Körper und seine Umwelt zu entrümpeln, will man sich besser, fitter und wacher fühlen und gleichzeitig langfristig Gewicht verlieren. So viel zum Vorgeplänkel: Jetzt geht's ans Eingemachte. Wir starten mit dem Detox-Programm für ein besseres Leben mit Hashimoto!

Wohnung

Ich bin viel unterwegs, das habe ich schon erzählt. Irgendwann beschlich mich das Gefühl, dass es mir in Hotels besser ging als zu Hause in meiner eigenen Wohnung. Vor allem nachts. Morgens fühlte ich mich oft gerädert, obwohl ich etliche Stunden geschlafen hatte. Aber der Schlaf blieb oberflächlich. Erst tat ich dieses Gefühl als Blödsinn ab. Als mein Mann den gleichen Verdacht äußerte, wurde ich hellhörig. Wenn es ihm, der im Allgemeinen in solchen Dingen wenig sensibel ist und selbst überall bestens schläft, auch so ging, dann musste etwas dran sein. Ich erzählte meinem Hausarzt davon. Und der gab mir sofort die Adresse eines sogenannten Baubiologen. Schnell war ein Termin gemacht. Ein paar Tage später stand der nette Herr vor der Tür. Er hatte unzählige Koffer und Kästen in den fünften Stock geschleppt. Wir wohnen in einem Altbau, gebaut Ende des 19. Jahrhunderts. Natürlich ohne Aufzug.

Nach einer kurzen Unterhaltung begann er, sich die Gegebenheiten genauer an zu schauen. Und es sprudelte nur so aus ihm heraus: An allen Ecken der Wohnung, in jedem Zimmer fand er etwas, das unsere Gesundheit beeinflusst. Mal mit größerer Auswirkung, mal mit kleinerer. Was ich bisher noch nicht gehört hatte, war, dass man vor allem nachts den Körper vor schädlichen Einflüssen schützen muss. Tagsüber ist er durch das Adrenalin geschützt, kann negative Beeinflussungen besser abfedern. Wenn wir schlafen und der Körper alle Energie zur Regeneration braucht, sind wir Strahlen, Elektrosmog, Wasseradern und so weiter schutzlos ausgesetzt. Unser Schlaf ist weniger erholsam, wir wachen gerädert auf, der Körper gerät in eine dauerhafte Stressspirale. Daher muss man diesen Energieräubern dringend auf die Schliche kommen.

Ich ziehe jetzt jeden Abend vor dem Schlafengehen den WLAN-Stecker. Der Fernseher wird ebenfalls vom Strom getrennt, genau wie die meisten anderen Geräte in der Nähe des Betts. Den Radiowecker habe ich rausgeschmissen, stattdessen habe ich einen batteriebetriebenen Wecker. Mit jeder noch so kleinen Veränderung, das hat der Baubiologe mit einem Messgerät bewiesen, wurde die Belastung auf meinen Körper geringer. Den schwersten Schaden hat über die Jahre aber wohl eine Wasserader angerichtet. Sie verlief quer unter meinem Bett, genau auf Halshöhe, also exakt da, wo die Schilddrüse sitzt. Das bedeutet, dass auf genau diese Stelle meines Körpers eine große Belastung einwirkte, und zwar nachts, wenn man schutzlos ist und eigentlich Zeit zur Regeneration braucht. Erst seitdem ich in dieser Wohnung lebe, haben sich die Hashimoto-Beschwerden entwickelt … Wir haben das Bett einfach umgestellt, an eine andere Wand, sodass ich mit dieser Wasserader nicht mehr in Berührung komme. Hätte ich das nur früher gewusst!

Natürlich kann man noch zig andere Sachen in unseren modernen Wohnräumen verbessern, um Belastungen von unserem Körper fernzuhalten: Ich habe meinen stylishen Schreibtischstuhl mit Metallfuß gegen einen alten Holzstuhl von meinem Opa ausgetauscht. Der metallene Rollcontainer ist rausgeflogen. Beide haben durch das Metall Strom geleitet und mein Körper hat wie eine Antenne gewirkt. Und das ist gar nicht gut fürs

Wohlbefinden. Den Laserdrucker mit seiner großen Kartusche, die unglaublich viele Minipartikel schädlichen Staub bei jedem Druckvorgang produziert, habe ich gaaaaanz weit weg von meinem Schreibtisch platziert. Direkt am Fenster, damit der Mist gleich rauszieht.

Zum Glück haben wir fast nur Vollholzmöbel. Kein Furnier, denn das ist oft extrem mit Schadstoffen belastet durch Kleber oder Lacke, die ausdünsten. Durch die Atemwege und die Haut nehmen wir diese Stoffe auf, die sich dann im Fettgewebe ablagern.

Auch die neuen Energiesparbirnen sind in den Augen von Baubiologen ein Graus. Nicht nur, dass viele Quecksilber enthalten, sich bis zu 100-mal in der Sekunde ein- und wieder ausschalten, was zwar nicht unser Auge, wohl aber unser Unterbewusstsein wahrnimmt, zusätzlich bieten sie nur eine Art Weißlicht. Die alten Glühbirnen gaben praktisch alle Farben des Regenbogens wider, was ein guter Ersatz für Sonnenlicht war. Und das ist nun mal das beste Licht für uns Menschen, weil es unsere Stimmung und die Regeneration des Organismus positiv beeinflusst. Wir können uns besser konzentrieren und ermüden langsamer. Kinder, die vermehrt natürlichem Licht ausgesetzt sind, sind seltener aggressiv oder hyperaktiv.

Ich habe jetzt in alle Lampen sogenannte »Energy Saver« gedreht. Die haben das natürlichste Licht mit dem besten Farbspektrum für unser Auge.

Über die Schädlichkeit von Handystrahlung wird viel diskutiert. Es geht heutzutage nicht mehr ohne, auch bei mir nicht. Ich verwalte von meinem Smartphone aus meine E-Mails, koordiniere Termine, bin bei Facebook unterwegs. Es gibt nichts Praktischeres, wenn man so viel von zu Hause weg ist wie ich. Aber ich trage es nicht direkt am Körper. Und ich mache es nachts aus. Ich versuche, die Belastung so gering wie möglich zu halten, und eine Balance zwischen Nutzen und Schaden zu finden. Man muss sich nur ab und zu bewusst machen, dass viele technische Errungenschaften eben auch Nachteile haben.

Im Gegensatz dazu ist unsere Mikrowelle direkt mal ersatzlos aus der Küche geflogen. Und ich komme auch sehr gut ohne dieses Gerät aus, das nicht nur die Vitalstoffdichte der Nahrungsmittel negativ verändert, sondern auch den Menschen extrem schadet, die sich in der Nähe der eingeschalteten Geräte aufhalten. Das haben zahlreiche Studien ergeben (unter anderem eine, die vom Schweizer Ernährungswissenschaftler Dr. Hans-Ulrich Hertel durchgeführt wurde), die nicht wirklich öffentlich gemacht werden (dürfen), weil die Wirtschaft ein großes Interesse am Verkauf der Mikrowellenherde plus der extra dafür produzierten »Produkte« und des Geschirrs hat. Brauch ich nicht, vielen Dank!

Man könnte noch unglaublich viele Dinge umbauen und ändern. Es gibt zum Beispiel eine Wandfarbe, die man erden kann, und so Elektrofelder aus angrenzenden Wohnungen und Häusern von sich fernhalten. Danach streicht man mit der eigenen Wunschfarbe einfach drüber. Das ist besonders fürs Schlafzimmer geeignet.

Oder man kann unter die Matratze Matten legen, die ebenfalls geerdet werden und so das Bett von unten vor Feldern und Strahlen schützen. Aber mir geht es so schon einmal wesentlich besser. Wichtig ist nur, dass man um die Gefahren in den eigenen vier Wänden, in denen es einem ja so gut wie nirgendwo anders gehen sollte, weiß. Und einen Stecker nachts aus der Steckdose zu ziehen, kostet noch nicht einmal etwas.

Kosmetika & Waschmittel

Wenn man schon dabei ist, sein Zuhause zu entgiften, kann man direkt im Kosmetikschrank und im Bad allgemein weitermachen. Ihre Zahnpasta kann Ihrer Gesundheit schaden! Glauben Sie nicht? Haben Sie extra eine gekauft mit Fluorid? Das härtet den Zahnschmelz und schützt vor Karies, sagt die Werbung. Eher nicht! Und die »Nebenwirkungen« sind so heftig, Sie werden erschrecken: Fluor macht Knochen und Zähne brüchig, es hemmt körpereigene Enzyme und blockiert dadurch viele Stoffwechselvorgänge. Es fördert den Rückgang des Zahnfleisches, weil Kollagen zerstört wird und so das Bindegewebe seine Elastizität verliert. Fluoride reichern sich in der Schilddrüse an und können so zu einer Unterfunktion oder gar zu Krebs führen. Sie stehen im Verdacht, Knochenkrebs zu fördern. Kinder, die fluoridiertes Wasser bekamen, hatten doppelt so oft geistige Entwicklungsstörungen wie gleichaltrige ohne Fluoridbelastung. Zudem fördert der Enzymräuber die giftige Wirkung von Quecksilber, Aluminium und Kunststoffen und deren Aufnahme im Körper.

Das sind nur einige negative Auswirkungen Ihrer Zahnpasta und Mundspülung, wenn Sie denn eine konventionelle kaufen. Fluor ist aber auch in Medikamenten enthalten. Lassen Sie sich in Ihrer Apotheke informieren und sprechen Sie gegebenenfalls über

Alternativen mit Ihrem Arzt. Auch in Kochsalz, Fertignahrung, Backwaren ist es drin. Halten Sie die Augen auf!

Und weiter geht's zum Deo. Schnappen Sie sich Ihren Roller, das Spray oder den Zerstäuber und schauen Sie auf die Zutatenliste. Da steht garantiert Aluminium in irgendeiner Form drauf, meist als Aluminiumchlorid. Bis zu 25 Prozent davon sind in manchen Deos enthalten. Aluminium ist ein Leichtmetall, das zu Osteoporose, Depressionen, Nervenschäden und Demenz führen kann. Manche Wissenschaftler vermuten sogar einen Zusammenhang mit Brustkrebserkrankungen. Über die Haut nimmt unser Körper es in Sekundenschnelle auf. Sogar manche Süßigkeiten sind damit überzogen, diese kleinen, bunten Schokolinsen zum Beispiel. Es gab einen viel gepriesenen Dokumentarfilm zu dem Thema: »Die Akte Alu«.

Zugegeben, es ist ein wenig knifflig, einen guten Ersatz für ein Deo mit Aluminium zu finden, weil das Leichtmetall Schweißgerüche perfekt bindet und die Poren verschließt. Bis ich eines hatte, habe ich es einfach nur alle zwei Tage genutzt oder noch seltener. Das reicht schon, weil die Wirkung wirklich lange anhält. Im Internet gibt es viele Listen mit aluminiumfreien Deos. Viele Naturkosmetikhersteller haben solche Produkte mittlerweile im Angebot. Vielversprechend sind solche mit basischen Mineralien, die das saure Milieu von Schweiß neutralisieren und dadurch das Wachstum der geruchsbildenden Bakterien unterbinden. Den Bakterien wird die Lebensgrundlage entzogen, und der Schweißgeruch, der von ebendiesen Bakterien verursacht wird, entsteht erst gar nicht. Andere Firmen setzen auf ätherische Öle und pflanzliche Extrakte, die den enzymatischen Abbau des Schweißes verhindern, der zur unangenehmen Geruchsbildung führt. Es ist eine Geschmackssache. Probieren Sie einfach aus, was bei Ihnen am besten wirkt.

Ich könnte jetzt noch unzählige Produkte aufzählen, bei denen es ratsam ist, die klein gedruckte Liste der Bestandteile zu studieren. Wussten Sie, dass Ihre beschichtete Pfanne krebserregendes und erbgutveränderndes Benzol ausdünstet, in die Luft und Ihr Essen abgibt? Benutzen Sie lieber welche mit Keramikbeschichtung. Kerzendochte werden mit Blei behandelt, damit sie länger brennen. Nach vier Stunden Brenndauer ist der gesetzlich vorgegebene Grenzwert für Bleibelastung in der Zimmerluft schon um das 13-Fache überschritten.

Die Industrie nutzt sogenannte Nanoteilchen mit großer Begeisterung für Kunststoffe, Kosmetika, Pflege- und Reinigungssprays, aber auch in Lebensmitteln. In Verpackungsmaterial verlängern sie die Haltbarkeit der Lebensmittel. Autolacke sind kratzfester dank Nanoteilchen. Gewürze und andere Nahrungsmittel in Pulverform werden mit Rieselhilfen in Nanoteilchengröße versetzt. Titandioxid ist in vielen Sonnenschutzmitteln enthalten, antibakteriell wirkende Silberminiteilchen verhindern in Kleidung und Sprays Schweißgeruch.

Diese Partikel sind etwas größer als ein Atom und minimal kleiner als eine Bakterie. Und genau das ist die Gefahr. Vor allem durch die Atmung können Sie in das Innere unseres Körpers gelangen. Über die Lunge kommen Sie ins Blut und können auf diesem Weg sogar die Blut-Hirn-Schranke überwinden und in Zellen eindringen. Dort verursachen Sie Entzündungen, sogar Krebserkrankungen werden mit den Nanoteilchen in Verbindung gebracht. Das Dramatische ist, dass wir uns kaum vor der

Gefahr schützen können, weil es meist nicht ersichtlich ist, wo sie drin ist.

Es gibt Studien, die belegen, dass jeder Konsument im Schnitt 100 (!) giftige Chemikalien benutzt hat, noch bevor er das Haus verlässt. Darunter sind nicht nur Kosmetika, sondern auch Spülmittel und andere Haushaltshelfer. Wir können in unserer modernen Welt nicht allen Chemikalien entfliehen. Ich möchte nur, dass Sie mit offenen Augen und wachem Geist durch die Welt und die Regale der Drogerien und Supermärkte gehen. Für die meisten Chemiebomben gibt es weit weniger schädliche Alternativen. Selbst in Drogerien gibt es günstige Naturkosmetiklinien, Zahnpasten, Deos, Putz- und Waschmittel, die weniger belasten.

Wichtig zu wissen ist, wie die schädlichen Stoffe in unseren Körper gelangen: So können Lippen, Zahnfleisch, Unterarme und der Bereich um die Augen die Chemikalien weit besser und schneller aufnehmen als andere Stellen des Körpers. Viele Stoffe, und dabei vor allem Putzmittel, Babypuder, Haar- und Deosprays, werden – wie bei den Nanoteilchen – durch Inhalation aufgenommen.

Die Inhaltsstoffe haben oft unaussprechbare Namen, die einen auf den ersten Blick nicht erkennen lassen, was dahintersteckt und ob es böse ist oder nicht. Hier kann wieder das Internet bei der Suche helfen. Es gibt Seiten, auf denen die gängigsten Haushaltschemikalien aufgeführt sind – zusammen mit gesundheitlichen Folgen und Auswirkungen auf den Körper. Klicken Sie sich da mal durch. Sie werden die knallbunten Flaschen ganz schnell aus Ihrem Putzschrank verbannen. Und die eine oder andere

Creme, die bis dahin womöglich ihr Lieblingsprodukt war, gegen eine natürlichere ersetzen. Schöner macht auf jeden Fall die, die Ihren Körper weniger belastet. Auch wenn die Werbung etwas anderes sagt.

Klamotten

Unsere Nase ist ein sicheres Messinstrument, wenn es um Gifte geht. Können wir etwas nicht gut riechen, ist es auch nicht gut für uns. Testen Sie das mal bei neuen Hosen, T-Shirts, Hemden, Unterwäsche, Socken und Pullovern. Denn unsere Kleidung, egal ob teuer oder günstiger gekauft, wird mit giftigen Farben behandelt oder gebleicht. Diese gehen dann beim Tragen direkt über die Haut ins Blut. Folgen Sie also im Laden Ihrer Nase: Finden Sie den Geruch unangenehm, lassen Sie das Stück lieber hängen. Neue Sachen sollten mindestens dreimal gewaschen werden, bevor Sie sie tragen. Bevorzugterweise mit oben beschriebenen umweltfreundlichen Waschmitteln. Dann ist zumindest der größte Teil der Gifte, die noch abgegeben werden können, aus dem Gewebe geschwemmt. Und Sie können sich reuelos in dem schicken Teil zeigen.

Wasser

Mehr als alles andere in diesem Kapitel braucht Ihr Körper Wasser. Kein Kaffee, kein Tee, keine Limonade, Säfte oder Alkohol. Reines, stilles Wasser. Unser Körper besteht zu 70 Prozent daraus, unser Blut sogar aus bis zu 95 Prozent. Kein Stoffwechselvorgang, keine noch so minimale Gehirnleistung, keine Verdauung und schon gar keine Entgiftung kann ohne Wasser vor sich gehen. Unsere Zellen leben in, mit und von Wasser, der Lymphe. Sie sind darin sozusagen zu Hause. Sie nutzen die Lymphflüssigkeit als Transportbahnen für Nährstoffe und als Ableitungen für Gifte und Abfall. Außerdem muss in der Zelle immer Flüssigkeit sein, damit diese überleben kann. Deshalb tun Sie sich den Gefallen und gewöhnen Sie sich daran, Wasser zu trinken. Den ganzen Tag lang. Nicht erst wenn Sie Durst haben, dann ist es eigentlich schon zu spät.

Ich denke gar nicht mehr darüber nach, sondern habe immer und überall Wasser dabei. Welches und in was für einer Verpackung, lesen Sie später. Ohne darüber nachzudenken, trinke ich so circa drei Liter Wasser pro Tag. Sind es einmal weniger, spüre ich das sofort: Ich bekomme Kopfschmerzen, mir wird schwindelig, mein Kreislauf kippt. Aber das passiert nur ganz selten. An heißen Tagen oder wenn man beim Sport oder Arbeiten viel schwitzt, muss die Menge natürlich angepasst werden. Aber auch hier heißt es mal wieder: auf den eigenen Körper hören. Sie werden sich bei der richtigen Menge schon einpendeln. Ein guter Gradmesser ist die Farbe des Urins. Der sollte fast durchsichtig sein, je dunkler seine Farbe, desto weiter weg sind Sie von der für Sie perfekten Tagesration.

Es gibt nur eine kleine Einschränkung, an die man sich halten sollte: Zum Essen, kurz davor und danach, versuche ich möglichst wenig zu trinken, um die Magensäure nicht zu verdünnen. Wie in Kapitel 4 beschrieben, leiden wir Hashimoto-Betroffene oft unter zu wenig Magensäure. Deshalb lieber mit einer Stunde Abstand Wasser (und alles andere auch) trinken. Meine Oma hat das früher auch schon gemacht, nichts getrunken zum Essen. Daran kann ich mich heute noch erinnern. Jetzt weiß ich, warum …

Die nächste Bitte: Benutzen Sie keine Plastikflaschen! Ich weiß, die sind so schön praktisch. Man bekommt sie fast überall, sie sind relativ leicht, gehen nicht kaputt und sind billig. Das stimmt alles. Aber abgesehen davon, dass sie unendliche Berge an Müll produzieren (700 Jahre braucht eine Plastikflasche, bis sie verrottet), die dann entweder verbrannt werden oder als Megainseln im Meer schwimmen (Haben Sie den Film »Plastic Planet« gesehen?), sind sie unendlich schädlich für unsere Gesundheit. Der Weichmacher Bisphenol A (BPA), der sich aus der Plastikverpackung in unser Trinkwasser löst, greift langfristig in unseren Hormonhaushalt ein. In genau das System, das bei Hashimoto-Patienten sowieso schon aus den Fugen geraten ist. Der Weichmacher agiert wie das Hormon Östrogen. Nun leiden die meisten Frauen mit der Autoimmunerkrankung schon unter Progesteronmangel, dem Gegenspieler von Östrogen. Und die Männer sollten prinzipiell nicht zu viel Östrogen in ihrem Körper haben, da es das weibliche Geschlechtshormon ist.

Als Alternativen gibt es die gute alte Wasserflasche, aber auch Flaschen aus Edelstahl kann man nutzen. Wichtig ist, dass auch der Verschluss und die Dichtung ohne Plastik auskommen.

Jetzt die nächste Frage: Welches Wasser soll man trinken? Leitungswasser? Teures Mineralwasser, womöglich noch aus Frankreich oder von den Fidschi-Inseln hertransportiert? Das Wasser, das aus unseren Wasserhähnen fließt, galt lange als »das sicherste Lebensmittel«. Bis die Organisation Foodwatch eine Liste der Uranbelastungen von Trinkwasser in den einzelnen Bundesländern und Regionen herausgab. Dazu kommt, dass die Kläranlagen bis heute nicht Medikamentenreste und vieles andere aus dem Wasser filtern können. Mineralwasser hingegen wird oft ozoniert, um es haltbarer zu machen, zu desinfizieren und zu enteisen. Das steht allerdings auf keinem Etikett, und leider zerstört das Ozonieren die ursprüngliche Struktur des Wassers. Zurück bleibt »totes Wasser«, das unserem Körper keinerlei gute Dienste mehr leisten kann, sprich Entgiftung, Hydration und Unterstützung der Stoffwechselvorgänge.

Es ist keine leichte Entscheidung. Ich habe zig Fachleute gefragt, Bücher gelesen, im Internet recherchiert, bis ich mich für ein Wasser entschieden habe. In meiner Küche steht neben der Spüle jetzt ein schicker weißer Kasten, in dem unterschiedliche Filter untergebracht sind, die in verschiedenen Schichten angeordnet sind. Ziehe ich an einem kleinen Stöpsel, wird das Leitungswasser über einen Schlauch durch diese Filter geleitet und kommt aus einem silbernen Metallhahn wieder heraus. Das Wasser schmeckt jetzt sehr weich und angenehm. Es ist nicht nur von möglichst vielen Unreinheiten befreit, sondern auch ionisiert und basisch. Wenn Sie mehr zu diesem komplexen Thema erfahren möchten: Ich habe im Anhang einen Buchtipp dazu.

Sehr vereinfacht kann man sich das so vorstellen: Normales Wasser ist wie eine volle U-Bahn. Wenn die Türen in einer Station aufgehen, hat man keinen Platz, sich noch reinzuquetschen. Ist die U-Bahn aber leer, kann sie Fahrgäste aufnehmen und transportieren. Das ist das gefilterte, ionisierte Wasser. Es ist also perfekt, unseren Körper zu hydrieren und gleichzeitig zu entgiften, indem es unnütze Stoffe über die Nieren aus dem Körper transportiert.

Das ist meine Lösung. Ich muss jetzt keine Wasserkisten mehr in den fünften Stock schleppen und habe meine Wasserversorgung direkt in der Küche. Wenn ich zu Hause bin, fülle ich das Wasser entweder direkt in mein Glas oder in eine schöne Glaskaraffe. Für unterwegs habe ich Ein-Liter-Kunststoffflaschen, die definitiv ohne Weichmacher hergestellt wurden und auch keine anderen Stoffe in mein Wasser abgeben. Die Bezugsquelle für die Flaschen und den »AlkaFlow«-Streamer finden Sie ebenfalls im Anhang.

ZeoBent

Je mehr Entgiftungsmaßnahmen Sie durchführen, umso mehr gelöste Toxine werden über Ihre Nieren, die Leber und schlussendlich auch über den Darm aus dem Körper geschleust. Damit auf dem letzten Abschnitt ein Großteil nicht wieder über die Darmschleimhaut resorbiert und zurück in die Blutbahn abgegeben wird, hilft es, die Gifte hier zu binden. Ich bin ein großer Fan von ZeoBent, einer Mischung aus dem Naturmineral Zeolith und dem Tonmineral Bentonit. Zusammen haben sie eine unschlagbare Entgiftungspower. Durch die positive Wirkung im Darm (übrigens auch auf die Verdauung), entlastet ZeoBent gleichzeitig die Leber.

Ich habe das Pulver immer dabei und nehme es morgens auf leeren Magen und abends mit einem Abstand von mindestens einer Stunde zur letzten Mahlzeit und Medikamenteneinnahme mit körperwarmem Wasser ein.

Eine Kleinigkeit sollte man beachten: Weil ZeoBent genau wie andere Heilerden von Natur aus Aluminium enthält, sollte es nie mit Säuren wie zum Beispiel Vitamin C zusammen genommen werden, da diese die Aluminiumaufnahme im Darm und Gehirn fördern.

Chlorophyll

Es gibt keinen Inhaltsstoff in unserer Nahrung, der so wichtig und gesundheitsfördernd ist wie Chlorophyll, der grüne Pflanzenfarbstoff. Er ist in Salaten, Blattgemüsen und Wildpflanzen enthalten, und die sollten einen Großteil unserer Nahrung ausmachen. Denn Chlorophyll schützt uns Menschen vor Krebszellen, bindet Gifte im Körper, macht Krankheitserreger unschädlich, fördert die Durchblutung und Wundheilung, entwässert leicht, reguliert die Darmtätigkeit und unterdrückt das Wachstum schädlicher Bakterien. Zudem leistet es einen wichtigen Beitrag zur Magnesium- und Eiweißversorgung. Mehr dazu finden Sie im nächsten Kapitel unter »Grüne Smoothies« und gleich hier unten, wenn es um die Chlorella-Alge geht.

Chlorella

Seit einigen Jahren liest man viel über die Wunderlebewesen Algen als Nahrungsergänzungsmittel. Es gibt weltweit über 20 000 Arten, und sie haben wirklich herausragende Entgiftungseigenschaften. Für uns Hashimoto-Patienten besteht aber das Problem, dass Salzwasseralgen viel Jod enthalten, und das wiederum schürt ja bekannterweise die Entzündung in unserer Schilddrüse. Deshalb sollten wir uns auf eine Süßwasser-Algenart konzentrieren: Chlorella. Sie hat einen sehr hohen Chlorophyllanteil (siehe oben). Zudem bindet sie Gifte im Verdauungstrakt und schleust sie aus dem Körper. Wenn Sie bei einer geringen Anfangsdosis von nur wenigen Presslingen Nebenwirkungen wie Übelkeit, Kopfschmerzen, Schwindel verspüren, müssen Sie die Dosis kurzfristig drastisch auf 40 bis 50 Gramm Chlorella pro Tag erhöhen. Dann werden die Gifte im Körper nicht nur gelöst, sondern auch sicher herausgeschleust. Nach wenigen Tagen, wenn die Nebenwirkungen wieder völlig verschwunden sind, können Sie die Menge reduzieren.

Achten Sie beim Kauf der Presslinge auf eine niedrige Blei-, Arsen- und Quecksilberbelastung. Sie sollte jeweils unter 0,3 Milligramm pro Kilo liegen. Zudem müssen die kleinen Tabletten dunkelgrün sein und nach Heu riechen, nur dann sind sie frisch.

Schwitzen

Jedes Mal, wenn wir schwitzen, werden über unsere Haut Gifte, Chemikalien und sogar Schwermetalle ausgeschieden. Saunen sind damit eine sichere und effektive Art und Weise zu entgiften. Wichtig ist, dass Sie es mindestens acht Minuten in der Hitze aushalten, bis Sie richtig schwitzen. Danach sollten Sie kurz unter die kalte Dusche, damit sich die Poren schnell schließen und Gifte nicht wieder absorbiert werden können. Das war's schon. Finnische Saunen, aber auch Infrarotkabinen eignen sich besonders gut für diese Methode. Bei Letzterer werden die Strahlen der Infrarotlampe beim Auftreffen auf die Haut in Tiefenwärme umgewandelt, was als sehr angenehm und entspannend empfunden wird.

Colon-Hydro-Therapie

Neben der Leber- und Gallenreinigung, die ich ja schon im vorigen Kapitel beschrieben habe, ist die Colon-Hydro-Therapie eine unglaublich wirkungsvolle Entgiftungsmethode. Erkundigen Sie sich bei Heilpraktikern und ganzheitlich orientierten Ärzten, wer in Ihrer Nähe ein Gerät dafür in der Praxis hat.

Durch einen Schlauch wird dabei körperwarmes Wasser in den Darm geleitet, gleichzeitig läuft durch ein Rohr das Wasser samt gelöstem Inhalt wieder ab. Dieses zweite Rohr ist durchsichtig, und was da mithilfe einer Bauchmassage und dem Wechsel von wärmerem und kälterem Wasser von den Darmwänden abgewaschen wird, ist wirklich erstaunlich. In den USA hat man große Erfolge mit der Colon-Hydro-Therapie bei Krebspatienten.

Wenn Sie zusätzlich zu den Anwendungen möglichst schonend essen, sprich wenig tierisches Eiweiß, viel Gemüse und Ballaststoffe, ist die Wirkung noch besser: Ihre Haut wird rosig und frisch, Sie fühlen sich vitaler und können besser schlafen. Der ganze Körper fühlt sich leichter und weniger matt an.

Ich habe erst vor Kurzem wieder zehn Sitzungen gemacht. Am besten sind ein bis zwei pro Woche. Eine immer wieder spannende Erfahrung, auch emotional. Denn mit den alten Schlacken lösen sich auch oft psychische Blockaden. Ich kann diese professionelle Art des Einlaufs nur jedem empfehlen, der seinem Körper etwas wirklich Gutes tun möchte.

Schwermetallausleitung

Auch wenn Sie es nicht sehen können, in der Luft, im Wasser, im Essen und in Medikamenten (Impfungen!) tummeln sich heutzutage unglaubliche Mengen an Schwermetallen: Blei, Silber, Aluminium (ein Leichtmetall), Quecksilber, Arsen, Zinn … Sie alle lagern sich mit der Zeit im Körper ab und machen Ärger. Beim einen mehr, beim anderen weniger. Eines ist aber sicher: Sie müssen raus, aber möglichst schonend! Denn holt man sie aus ihren Depots, werden sie in der Blutbahn wieder aktiv.

Die meisten Lagerstätten befinden sich in der Leber, der Lunge, dem Hirn und den Nieren. Dort gehen die Schwermetalle eine feste Verbindung mit körpereigenen Enzymen ein und hindern diese an ihrer eigentlichen Arbeit: der Entgiftung. Das führt über die Jahre zu Beschwerden und im schlimmsten Fall auch zu Krankheiten.

Wenn Sie einen Arzt haben, der offen für solche Methoden ist, und einen guten Heilpraktiker, bitten Sie ihn oder sie, die Belastung erst zu bestimmen und dann mithilfe von Infusionen auszuleiten. Das macht man meist mit sogenannten Chelatbildnern (DMPS oder DMSA) in Kombination mit Vitamin-, Mineral- und Spurenelementkuren. Sie müssen an den Tagen, an denen Sie die Infusionen bekommen, viel, sehr viel trinken, damit die Nieren die gelösten Toxine so schnell wie möglich aus dem Körper spülen können. Ich habe diesen Tipp der Arzthelferin bei meiner ersten Infusion im letzten Jahr nicht ernst genug genommen und kaum etwas getrunken. Drei Tage lang ging es mir unendlich schlecht: Ich war müde, hatte Kopfschmerzen, Verstopfung, mir war übel, mein Kreislauf sackte in den Keller. Das ist mir danach nie wieder passiert. Und ab diesem Zeitpunkt halfen die Infusionen und ich fühlte mich von Mal zu Mal besser. Hilfreich ist zudem die Einnahme von Heilerde oder Zeolith (siehe ZeoBent).

Zitronenwasser

Als ich vor sieben Jahren eine zweiwöchige Ayurveda-Kur in Sri Lanka gemacht habe, bekam ich jeden Morgen ein Glas lauwarmes Wasser mit ein paar Spritzern Zitronensaft, das ich auf nüchternen Magen und vor dem Frühstück trinken sollte. Das wirkt leicht entwässernd, regt die Verdauung und die Produktion der Gallensäfte an. Die Funktion der Enzyme wird durch die Zitronensäure gesteigert und damit der Entgiftungsprozess angeregt. Durch den alkalischen pH-Wert der Zitronen wird der Säure-Basen-Haushalt reguliert.

Für mich ist warmes Zitronenwasser am Morgen eine echte Alternative zu Kaffee. Ich trinke es sogar im Hotel, wenn ich unterwegs bin. Heißes Wasser gibt es immer, einfach den Teebeutel rauslassen. Und einen Schnitz Zitrone treiben die netten Herrschaften auch immer irgendwie für mich auf. Fertig ist der gute Start in den Tag.

Trockenbürstenmassage

Die Haut ist das größte Organ unseres Körpers. Und sie ist ein wichtiges Entgiftungsorgan. Das werden Sie spätestens dann merken, wenn die ersten Maßnahmen Wirkung zeigen und Sie sich dank ein paar ungewohnter Hautunreinheiten zurück in die Teeniezeit zurückversetzt fühlen. Aber keine Angst, die verschwinden wieder! Und es ist ja für einen guten Zweck, Ihre Gesundheit!

Um die Haut bei der anstrengenden Arbeit der Entsäuerung und Ausleitung der Toxine zu unterstützen, kann man sich jeden Morgen vor dem Duschen einmal komplett mit einer Bürste trocken abrubbeln. Das ist ein verrücktes Gefühl, tut aber wirklich gut. Ich hatte mir beim Body Shop für ein paar Euro eine nicht zu weiche Bürste gekauft, die wochenlang auf meinem Badewannenrand herumlag. An einem Samstagmorgen fiel sie mir wieder ein, und ich fing einfach mal an: Vom rechten Fuß das Bein aufwärts in kreisenden Bewegungen bis zum Popo. Dann das linke Bein. Genauso mit dem rechten und linken Arm. Dann den Bauch und Brustbereich. Es staubte ein bisschen, weil die abgestorbenen Hautzellen umherflogen. Gleichzeitig färbte sich mein ganzer Körper rötlich, weil die Durchblutung angeregt wurde, und es kribbelte wohlig, als ob mein Körper jetzt erst wach würde.

Neben einer babyweichen Haut regt die Massage auch den Lymphfluss und das Nervensystem an. Und sie tut dem ganzen Körper gut. Nehmen Sie sich ab und zu in der Woche die Zeit. Je öfter Sie die Massage durchführen, desto geübter werden Sie sein und desto schneller geht das Ganze vonstatten.

Ölziehen

Wenn Sie sich schon einmal mit Ayurveda beschäftigt haben, kennen Sie bestimmt den Begriff »Ölziehen«. Dabei wird ein Esslöffel organisches Sesam- oder Sonnenblumenöl so lange wie möglich durch den Mund gezogen, zwischen den Zähnen, von oben nach unten, ohne es zu schlucken. Idealerweise sollte diese Prozedur 20 Minuten dauern. Zu Anfang werden Sie es aber nicht so lange schaffen. Nicht schlimm. Ich habe zu Beginn meiner Ölzieh-Karriere höchstens zehn Minuten durchgehalten. Gewöhnen Sie es sich an, das Ölziehen in Ihren Alltag einzubauen, am besten morgens vor dem Frühstück und vor dem Zähneputzen. Springen Sie doch einfach mit dem Öl im Mund in die Dusche. Dann merken Sie gar nicht, wie schnell die Zeit vergeht.

Mit der Zeit wird das Öl in Ihrem Mund dickflüssig. Und wenn Sie es ausspucken, werden Sie eine weißliche zähe Flüssigkeit im Waschbecken vorfinden. In der sind jetzt Bakterien und Gifte gebunden, die sich über Nacht in Ihrer Mundhöhle gesammelt haben. Deshalb noch einmal: Auf keinen Fall etwas davon runterschlucken!

Man kann den Mund jetzt mit Bioapfelessig ausspülen. Wem das zu heftig ist, der sollte zumindest unbedingt kräftig die Zähne putzen. Es darf sich nichts mehr ölig anfühlen.

Und was soll das alles bringen, fragen Sie sich? Zuerst wird die komplette Mundhöhle gereinigt und auch über die Mundschleimhaut beginnt der Körper zu entgiften. Besonders Sesamöl wirkt antibakteriell, antiviral und fungizid. Es gibt aber noch mehr Vorteile: Erkältungen gehen schneller vorbei. Schlechter Atem gehört dauerhaft der Vergangenheit an. Karies und Plaque wird vorgebeugt. Blutendes Zahnfleisch wird geheilt. Sensible Zähne werden widerstandsfähiger. Entzündungen im ganzen Körper werden reduziert. Bauchprobleme können verschwinden, Allergien gemildert werden.

Ich mache diese Kur phasenweise. Sie tut mir gut, aber nach einer Zeit vergesse ich sie wieder, weil die Ölflasche leer ist oder ich zu viel unterwegs bin. Aber immer, wenn ich jeden Tag zum Ölziehen komme, verbessert sich mein Allgemeinbefinden. Mit so wenig Aufwand. Da fällt mir ein, ich müsste heute mal wieder Sesamöl kaufen gehen …

Zunge reinigen

Genau wie beim Ölziehen ist die Methode des Zungenreinigens dem Ayurveda abgeschaut. Im Internet oder in Bioläden und Reformhäusern bekommt man Schaber aus Edelmetall, mit dem man nach dem Zähneputzen schnell einige Male über die Zunge streicht. Der milchig-weiße Belag ist voller Bakterien und sollte schnell und sorgfältig abgewaschen werden. Den Mund danach ausspülen.

Durch die Zungenreinigung beginnt man mit der Entgiftung schon zu Beginn des Verdauungssystems, im Mund. Das wirkt sich positiv nicht nur auf Zähne und Zahnfleisch aus, sondern auch auf die anderen Verdauungsorgane.

Kurkumin

Zum ersten Mal kam ich vor über zehn Jahren beim Besuch eines ayurvedischen Arztes mit Kurkuma in Berührung. Er machte seine Untersuchungen und trug mir dann auf, jeden Tag ein Glas lauwarmes Wasser mit einer Prise gemahlenem Kurkuma zu trinken. Das tat ich ein paarmal und vergaß es dann wieder. Heute weiß ich, wie wertvoll dieser Tipp war.

Kurkuma ist hellgelb und gibt damit Curry seine charakteristische Farbe. Der wertvolle Wirkstoff darin heißt Kurkumin, das besonders entzündungshemmende Eigenschaften besitzt. Zudem wurde in Studien nachgewiesen, dass Kurkuma das Tumorwachstum bei Krebs einschränkt, dass es bei Atemwegserkrankungen hilft und sogar gegen Alzheimer eingesetzt werden kann.

Für uns wichtig ist aber die positive Wirkung auf die Leber, unser Entgiftungsorgan Nummer eins im Körper. Kurkumin reduziert oxidativen Stress und stärkt die lebenswichtigen Leberfunktionen. Das ist essenziell, wenn Sie versuchen, Ihren Körper von Giften zu befreien, da der größte Teil der Entgiftung über die Leber läuft. Die Nieren, die Haut, der Darm sind andere wichtige Werkzeuge im Kampf gegen Toxine. Kurkumin unterstützt zudem den Körper bei der Ausleitung von Quecksilber.

Sie können Ihr Essen oder Smoothies ganz einfach mit Kurkuma würzen. Achten Sie beim Kauf aber immer auf biologische Qualität, da herkömmliche Gewürze oft bestrahlt werden, bevor sie in den Verkauf gelangen. Oder Sie machen sich oben genannten »Kurkuma-Tee«, gern auch mit heißem Wasser. Es gibt aber auch spezielle Kapseln, in denen Kurkumin mit Piperin, einem Wirkstoff gewonnen aus schwarzem Pfeffer, gemischt ist. Das erhöht die Bioverfügbarkeit um ein Vielfaches. Ich nehme die Kapseln immer kurz vorm Essen. Das ist praktisch und auf Reisen und im Alltag super zu handeln.

Vitalstoffe

Anders als Nährstoffe (Fette, Eiweiße, Kohlenhydrate) haben Vitalstoffe die Aufgabe, den Energiestoffwechsel und das Wachstum zu sichern. Obwohl es uns in der heutigen Überflussgesellschaft an nichts zu fehlen scheint, leiden viele Millionen Menschen an einem Mangel von Vitaminen, Mineralien, Spurenelementen, Ballaststoffen, sekundären Pflanzenstoffen, essenziellen Fettsäuren und Enzymen, weil sie entweder nicht das richtige essen und/oder die konventionell angebauten und hergestellten Lebensmittel kaum mehr etwas davon enthalten. Ein Mangel schwächt den Körper schleichend, sorgt mit der Zeit aber für die typischen Zivilisationskrankheiten. Deshalb müssen Sie dringend darauf achten, was Ihnen und Ihrem Körper fehlt, und die Depots immer und immer wieder auffüllen, sonst ist das Ziel eines normalen Lebens voller geistiger und physischer Frische in weiter Ferne. Ich nenne hier nur einige wenige Vitalstoffe, die für das Thema Entgiftung extrem wichtig sind und von außen zugeführt werden müssen:

Alpha-Liponsäure

Den Begriff »Alpha-Liponsäure« haben Sie schon im Kasten am Ende des letzten Kapitels gelesen, als es um Polyneuropathie ging. Diese schwefelhaltige Fettsäure kann sowohl wasserhaltige als auch fetthaltige Gewebe entgiften. Zudem schützt sie die Leber vor Toxinen, weil diese gebunden und so in ihrer Wirkung gehemmt werden können. Bei der Schwermetallentgiftung leistet die Alpha-Liponsäure zusätzlich gute und wichtige Dienste.

Ich nehme dreimal täglich je 600 Milligramm, das ist meine Wohlfühldosis. Empfohlen wird eine Menge von 600 bis 1200 Milligramm pro Tag. Achten Sie darauf, dass Sie Kapseln kaufen, die sich erst im Darm zersetzen. Bei Tabletten besteht die Gefahr von Magenschmerzen. Besonders wirksam sind natürlich Infusionen. Die umgehen den Darm, und der Wirkstoff landet direkt im Blut. Sprechen Sie Ihren Arzt darauf an.

Selen

Viele Hashimoto-Patienten nehmen jeden Tag Selen – und wissen gar nicht, warum. Ich hoffe, Sie gehören zu denjenigen, die sich damit täglich etwas Gutes tun. Denn das essenzielle Spurenelement hemmt nicht nur Entzündungen (daher ist es so hilfreich bei Hashimoto) und unterstützt die Umwandlung vom stoffwechselinaktiven Schilddrüsenhormon T4 ins stoffwechslaktive T3, sondern es spielt auch eine tragende Rolle beim Aufbau des entgiftenden Glutathions und bei der Quecksilberentgiftung. Selen bindet das Gift fest an sich und macht es so unschädlich für den Organismus.

200 Mikrogramm (mcg) ist die empfohlene Dosis für Hashimoto-Patienten, am besten abends genommen und nicht mit anderen Mitteln zusammen. Viel Ärzte erzählen ihren Patienten Horrorgeschichten, was ein zu hoher Selenspiegel im Körper für schlimme Dinge anrichten kann. Ich nehme seit Monaten mehr als das Doppelte und fühle mich bestens. Wir sind in Mitteleuropa ein Selenmangelland. Das vergessen oder verdrängen die meisten Mediziner. Vertrauen Sie auch hier mal wieder Ihrem Bauchgefühl.

MSM

Schwefel ist nicht nur der Auslöser von unangenehmen Gerüchen, die an verdorbene Eier erinnern, sondern eine für den Körper lebenswichtige Stoffgruppe, die wir leider heutzutage viel zu wenig über die Nahrung zu uns nehmen. Methyl-Sulfonyl-Methan (kurz MSM) wirkt gegen Entzündungen (wichtig bei Hashimoto) und unterstützt immens die Entgiftungsleistung des Körpers. Man sollte kurmäßig drei bis acht Gramm MSM zu den Mahlzeiten einnehmen, etwa drei Monate lang. Aber nicht abends. Vitamin B12 verbessert die Aufnahme.

Wachstumshormon

Ich hatte es im Rahmen der Nebennieren schon einmal erwähnt: das Wachstumshormon, auch Growth Hormone (GH) oder Somatotropin genannt. Bei der Entwicklung von Kindern spielt es eine herausragende Rolle, daher der Name. Aber auch wir Erwachsene brauchen es dringend. Vor allem in der Nacht, wenn unser Körper zur Ruhe kommt, sorgt es dafür, dass aufgeräumt wird, kleine Schäden repariert, Zellen »geputzt« werden, Vitamine und Nährstoffe angeliefert und Abfallstoffe abtransportiert werden. Es unterstützt die Entwässerung und die Verdauung und hilft extrem beim Abnehmen, weil es den Fettabbau und den Muskelaufbau unterstützt. Und: Das Wachstumshormon ist einer der wichtigsten natürlichen Entgifter im Körper.

Das alles kann aber nur passieren, wenn ein paar Vorgaben erfüllt werden: Es muss genügend Melatonin vorhanden sein, denn das Schlafhormon lockt das Wachstumshormon in die Blutbahnen. Zugleich muss so wenig wie möglich Cortisol im Körper unterwegs sein, denn das ist der Gegenspieler des Growth Hormones.

Es gibt ein paar Tricks, um nachts möglichst viel Wachstumshormon zu bilden: Je weniger Kohlenhydrate Sie abends zu sich nehmen, desto besser. Eiweiß, sprich Aminosäuren, sind gut dafür, damit die ideale Voraussetzung für die Bildung von GH geschaffen werden kann. Um genauer zu sein: 191 Aminosäuren. Wo bekommt man die her? Man kann, wie viele Bodybuilder, vorm Einschlafen einfach ein bisschen mageres Hühnchen oder Pute essen. Aber Vorsicht, wenn Sie Ihre Schilddrüsenhormone abends nehmen, dass genug Abstand bleibt.

Oder man nimmt die wichtigsten Aminosäuren extra ein: An erster Stelle Arginin, aber auch Glutamin, Methionin und Tryptophan, ebenfalls nachts auf nüchternen Magen, kurz vorm Schlafengehen. Dazu muss genügend Vitamin B6 und B12 und Zink vorhanden sein.

All das hat aber null Wirkung, wenn Sie bis in die Puppen vor Fernseher und Computerbildschirm sitzen, dazu das Licht auf Filmsetbeleuchtung hochgedreht. So bildet der Körper kein Melatonin und damit auch kein Wachstumshormon. Also, rechtzeitig den Stecker ziehen, bitte!

Unbedingt notwendig, um das Wachstumshormon bilden zu können, sind zudem genügend hohe Dosen Schilddrüsenhormone plus Selen! Also, lassen Sie Ihre Werte regelmäßig checken und versuchen Sie sie nach der Ausbalancierung der Nebennieren für sich (nach Ihrem Wohlbefinden) richtig einzustellen.

Wenn Sie also morgens mit dicken Fingern und Kissen voller Wasser unter den Augen aufwachen, dazu das Abnehmen eine Qual ist und einfach nicht funktionieren will, liegt es wahrscheinlich am fehlenden Wachstumshormon. Der Spiegel sinkt mit dem Alter ab. Deshalb bekommen wir Falten und Zellen, die in ihrer Funktion verlangsamt sind und sich langsamer teilen. Aber das muss man ja nicht so hinnehmen, vor allem, wenn man um den Hintergrund weiß. Je mehr wir vom Growth Hormone nachts bilden, desto länger bleiben wir jung und fühlen uns auch so. Ihr Arzt kann mithilfe eines Stimulationstests messen, ob Ihr Körper genügend Wachstumshormon bildet, und Ihnen im Notfall auch Spritzen verschreiben, die Sie sich vorm Schlafengehen selbst in den Bauch indizieren. Das tut nicht weh, ist aber teuer. Krankenkassen sehen oft keinen Grund, die Kosten zu übernehmen. Ich hatte mit meiner privaten Kasse bisher Pech. Probieren Sie erst einmal, den »natürlichen« Weg mit den oben beschriebenen Hilfsmitteln. Das hat oft eine bessere Wirkung als erwartet.

Wenn Sie das Kapitel jetzt zum ersten Mal gelesen haben, werden Sie sich ein bisschen erschlagen fühlen ob der vielen Informationen. Das ist ganz normal. Ich habe die Tipps ja auch über Monate gesammelt und nicht auf einmal ausprobiert. Picken Sie sich heraus, was am einfachsten umzusetzen ist oder/und Sie am meisten anspricht. Sie haben gesehen, es gibt kleinere Veränderungen und solche mit weitreichenderen Auswirkungen, die man auch nicht an einem Tag in sein Leben einbauen kann und sollte. Je drastischer, desto mehr Zeit sollten Sie sich und Ihrem Körper geben. Und den Menschen, die es eventuell auch betrifft, also Ihrer Familie oder anderen Mitbewohnern. Und beobachten Sie mal, wenn Sie denn welche haben, Ihre Haustiere. Die haben eine feine Antenne. WLANs meiden sie wie der Teufel das Weihwasser. Das hat schon seinen Grund …

Was ich Ihnen versprechen kann: Alle Maßnahmen helfen Ihnen! Und sie sind alle wichtig für das Mosaik zu einem giftfreieren Leben. Und je mehr der Körper sich befreit fühlt, desto besser wird Ihr Gespür dafür, was Ihnen guttut. Sie werden automatisch zu den guten Sachen greifen, sei es nun beim Essen, Trinken, Putzen oder bei Ihrer Einrichtung. Denn Ihr Bauch weiß mehr, als es Ihrem Kopf manchmal lieb ist.

Aber machen Sie sich keinen Stress, jeder hat andere Antennen. Der andere braucht länger, beim nächsten geht's schneller. Wie schon so oft gesagt: Wir sind keine Maschinen. Jeder Körper ist individuell und reagiert auch so. Wenn bei Ihnen etwas gut anschlägt, aber Ihr Mann oder Ihre Kinder spüren nichts, heißt das nicht, dass Sie sich das nur einbilden. Ihre Familie soll Ihnen dankbar sein, dass Sie diese Veränderung in ihr Leben gebracht haben. Profitieren tun sie nämlich alle davon. Der eine bewusster, der andere unbewusst. Aber seien Sie versichert: Die positiven Wirkungen tun Ihrem Körper auf jeden Fall gut.

6. KAPITEL
Ernährung

Im September 2013 hatte ich eine Lesung vor circa 100 Betroffenen in der Uniklinik Essen. Es war ein interessanter Abend mit vielen Fragen, die ich zu beantworten versuchte, und regen Diskussionen über die richtige Schilddrüsenhormondosierung, inkompetente Ärzte, Depressionen, die Pille und Hashimoto, welche Vitamine man unbedingt zusätzlich einnehmen sollte. Richtig emotional wurde es aber, als ich anfing, über Ernährung zu sprechen. Über meine Ernährung. Was ich esse und was ich ganz bewusst weglasse. Und das ist einiges. Sie werden es weiter unten noch lesen. Aber ich wurde ja zuvor gefragt. Das ging einer Dame in der ersten Reihe wohl zu weit. Mit einem hörbaren Ruck stand sie sichtbar wütend auf und verließ schnaubend den Saal.

Was die Frau wohl falsch verstanden hat: Ich möchte niemandem etwas wegnehmen oder verbieten. Wenn ich gefragt werde, was man tun kann, damit es einem trotz Hashimoto besser geht, gebe ich gerne Tipps und erzähle von meinen positiven Erfahrungen. Und zu denen gehört es eben auch, das ein oder andere sogenannte Nahrungsmittel vom Speiseplan zu streichen und dafür eventuell auch mal etwas Neues, bisher Unbekanntes auszuprobieren. Niemand soll sich gezwungen fühlen, niemand muss essen, was ich esse. Es sind natürlich nur Vorschläge, keine Ansagen.

Ich hoffe, wir haben damit ein bisschen die Spannung rausgenommen ... Trotzdem ist und bleibt Ernährung, gerade heutzutage, ein sensibles, ein ernstes und vor allem ein wichtiges Thema. Lebensmittelskandale, Zusatzstoffe, die ich nicht einmal aussprechen kann, Supermärkte, die vollgestopft sind mit Zeug, das unsere (Ur-)Großeltern vor 100 Jahren überhaupt nicht kannten. Und gleichzeitig steigen die Allergien bei Kleinkindern, es gibt immer mehr Neurodermitis-, ADHS-, Autoimmunerkrankungen und so weiter. Woran das wohl liegt?!

Wenn Sie möchten, dass es Ihnen langfristig gut geht, müssen Sie auch auf lange Sicht Ihren Lebens- beziehungsweise Ernährungsstil ändern. Sie müssen Ihrem Körper das geben, was er braucht, wofür er gemacht ist und was er evolutionsbedingt verarbeiten kann. Das ist einer der wichtigsten Schritte, um zu einem guten Leben mit dieser Krankheit, die uns belastet, (zurück)zukommen. Denn wenn Sie Ihr ganzes System nicht noch mit der falschen Nahrung belasten, hat es mehr Kraft und Energie übrig, um zu regenerieren. Und Ihr Körper kann sich auf das konzentrieren, was Sie von ihm erwarten: zu funktionieren! Dafür ist die »richtige« Ernährung die Basis, die Grundlage. Stimmt diese, schaffen Sie eine bessere Voraussetzung, damit auch die Veränderungen und Therapien aus den vorherigen Kapiteln besser und schneller greifen und Sie die positiven Folgen zeitnaher spüren und sehen können. Es geht hier nicht um eine sogenannte Diät, die man ein paar Tage oder zwei Wochen »durchhält«, um anderthalb oder gar zwei Kilo zu verlieren. Es geht um einen neuen Lifestyle, um eine veränderte Ernährungsweise, die auf Dauer Ihnen und Ihrem Körper guttut.

Ich kann Ihnen versprechen, mit der Zeit wollen Sie gar nichts mehr anderes essen als Ihre, nennen wir sie mal: »Heilnahrung«. Denn Sie werden sehr schnell das Gefühl dafür zurückbekommen, was Ihnen guttut und was nicht. Und: Es wird Ihnen nach der Umstellung doppelt so schlecht gehen, wenn Sie doch mal »sündigen«, als davor.

Bei einer Gala in Berlin traf ich vor Kurzem eine gute Bekannte, ebenfalls Hashimoto-Betroffene, die mir stolz erzählte, dass sie im Urlaub begonnen hätte, alles für sie »Böse« von ihrem Teller zu verbannen. Das bedeutete: kein Gluten mehr, kaum Fleisch, keine Milchprodukte, kein Zucker, kein Kaffee. Dafür die richtigen Öle, die für sie passenden Obst- und Gemüsesorten, Nüsse, das richtige Wasser und als Ersatz für den morgendlichen kleinen Schwarzen einen »basischen Kaffee«. Sie hatte alles in Büchern nachgelesen und akribisch zusammengesammelt. Sie strahlte bis über beide Ohren und konnte gar nicht mehr aufhören zu erzählen und zu schwärmen. Morgens um sechs Uhr sprang sie inzwischen fit wie ein Turnschuh aus dem Bett, kümmerte sich um ihre Kinder, den Job, den Mann, Freunde und Hobbys und war einfach überglücklich und rundum beschwerdefrei.

Keine vier Wochen später traf ich sie wieder. Ein anderes Event, eine wie ausgewechselte Frau. Der Alltagstrott hatte sie eingeholt – und damit hatten sich die alten Gewohnheiten wieder eingeschlichen. Und: Die vielen Zipperlein waren gleich mitgekommen. »Die Gelenkschmerzen sind wieder da, der wattige Kopf, die ständige Müdigkeit und die Schlafstörungen«, erzählte sie traurig. »So ein Mist! Dabei weiß ich ja ganz genau, was mir guttut. Ich ärgere mich so über mich selbst!« Ich musste grinsen. Wir sind eben willensschwache Wesen – ich auch! Aber auch ich krieg regelmäßig und im übertragenen Sinne die Keule übergezogen, wenn ich länger sündige. Zu viel Zucker, schwups, randalieren meine Nebennieren. Zu viel tierisches Eiweiß und zu wenig (grünes) Gemüse, und mein Darm blockiert.

So ging es mir zum Beispiel an Weihnachten: Drei Tage mit der Familie, ausgiebiges Essen mit Ente, Straußenfleisch, Käse, Meeresfrüchten, Brot mit Gluten, Plätzchen und und und. Am vierten Tag fühlte ich mich schlapp und träge, hatte schlecht geschlafen und mein ganzer Körper fühlte sich an wie aufgepumpt. Meine Augenringe waren morgens so dick, dass sogar meinem Mann auffiel, dass etwas mit mir nicht stimmte. Meine Verdauung streikte, die Stimmung litt. Gleichzeitig hatte ich das Gefühl, enorm unter Strom zu stehen, mein Herz pochte mir bis in den Kopf.

Als die Feierei vorbei war, kehrte ich zu meiner Essensroutine zurück. Und es dauerte keine 24 Stunden, da fühlte ich mich wieder gut. Der Körper ließ das ganze gebunkerte Wasser los. Meine Laune wurde zusehends besser. Mein Geist wurde wieder klar, und die Energie kam Stück für Stück zurück. Und die kurzfristig angefutterten zwei Kilos verschwanden ganz nebenbei auch noch.

Damit möchte ich zwei wichtige Dinge sagen: Erstens, es ist nicht schlimm, wenn man mal ausschert und sich doch an der Geburtstagstorte oder dem Burger vergreift. Die nächste Chance, um umzukehren, bietet sich schon bei der nächsten Mahlzeit – oder am nächsten Tag. Und zweitens: Es gibt keine richtige Ernährung, die für alle gleich ist. Jeder muss selbst herausfinden, was er/sie am besten verträgt und womit es ihm/ihr gut geht. Wie Sie dazu kommen, erfahren Sie auf den nächsten Seiten.

Weg vom Plastikessen – wieder hin zu echter »Nahrung«

Ich beobachte sehr häufig die Menschen im Supermarkt. Wenn ich sie mir anschaue und danach den Inhalt ihrer Einkaufswagen, bin ich selten überrascht. Je unglücklicher, energieloser und träger sie wirken, umso mehr Fertigpizzen, Wurst, Fleisch, Milchprodukte, Limonaden und Süßkram und umso weniger Obst und vor allem frisches Gemüse findet man unter ihren Einkäufen. Und das Schlimmste: Die Kinder wirken schon genauso traurig.

Wenn wir wieder fit und glücklich werden wollen, müssen wir als Erstes aufhören, dieses Plastikessen zu uns zu nehmen. Auch wenn es noch so bequem ist. Und billig? Das lasse ich, ehrlich gesagt, nicht gelten. Auch im Discounter gibt es Obst- und Gemüseabteilungen. Es gibt frisches Fleisch und Fisch ohne kryptische E-Nummern auf dem Etikett. Man muss vielleicht zu Anfang ein bisschen suchen und sich umstellen. Aber das lohnt sich, ganz gewiss. Und kleine Schritte können am Ende eine enorme Wegstrecke bewältigen.

Ich empfehle jedem die Bücher von Dr. Joachim Mutter, der sich ausführlich mit dem Thema »gesunde« (in seinem Fall grüne) Ernährung, Entgiftung und Vermeidung von Schadstoffen beschäftigt hat. Einerseits ist die Lektüre ungemein spannend, andererseits auch inspirierend und aufrüttelnd. Wussten Sie etwa, dass unser Darm (wenn er denn richtig funktioniert …) aus Ballaststoffen (essen wir alle heutzutage leider viel zu wenig) und Stickstoff (atmen wir mit jedem Bissen ein) selbst Aminosäuren, sprich Eiweiß, herstellen kann? Diese sind unverzichtbar für Reparaturvorgänge im Körper, Entgiftung, Muskelaufbau und so weiter. Zu dieser Erkenntnis kamen australische und holländische Forscher schon in den Sechzigerjahren. Sie hatten Urvölker beobachtet, die weit weg von der Zivilisation hauptsächlich von Pflanzen lebten. Entgegen aller üblichen Lehren litten diese Menschen keineswegs unter Mangelerscheinungen, Muskelschwund oder den heute üblichen Volkskrankheiten. Sie waren fit, glücklich und leistungsfähig.

Das ist der einzige Rat, den ich jedem geben möchte: Essen Sie mehr pflanzliche Kost! »Plant based diet« heißt das auf Englisch. Auf Pflanzen basierende Ernährung. In den USA ein großer Trend. Da gibt's Restaurants, in denen sogar nur noch rohes Essen gegessen wird, vorwiegend aus Pflanzen hergestellt. In Berlin hat auch schon eines aufgemacht. Die Fans dieser Mahlzeiten gehen davon aus, dass Eiweiß (sowohl tierisches als auch pflanzliches) bei circa 43 bis 45 Grad denaturiert. Das können wir bei Menschen auch beobachten: Bei Fieber über 42 Grad gerinnt unser Blut. Wir sterben. Bestechende Logik, oder? Nur mal so zum Nachdenken …

Zum Ausbau der pflanzlichen Kost hier mein allmorgendliches Frühstücksrezept:

Etwa zwei bis drei Esslöffel frischen Leinsamen im Mixer ein paar Sekunden aufbrechen. Bitte immer erst kurz vorm Verzehr schroten, weil sonst das enthaltene Leinöl ranzig wird. Deshalb die Samen und auch Nüsse immer im Kühlschrank aufbewahren.

Nach dem Zerkleinern die Leinsamen mit kaltem oder heißem Wasser übergießen, umrühren und kurz quellen lassen. Danach Kokosflocken, Nüsse, Hanfpulver oder Reisprotein untermischen. Je nach Geschmack kann man noch ein paar Tropfen Stevia oder ungezuckertes Apfelmus zum Süßen untermischen. Fertig ist die sättigende, gesunde, schnelle erste Mahlzeit des Tages.

Ich möchte jetzt auch nicht noch tiefer in diese Thematik einsteigen. Es ist hinlänglich bekannt, dass industriell hergestellte Lebensmittel, die diesen Namen nicht verdienen, voller E-Nummern in der Zutatenliste und anderen denaturierten Inhaltsstoffen sind, uns nicht wirklich guttun. Ganz egal, ob man schon mit einer Krankheit vorbelastet ist oder nicht. Man muss sich diese Tatsache nur eben immer wieder bewusst machen, weil man so leicht durch Werbung, Angebote in der Kantine oder am Kiosk oder durch Kollegen und Freunde verführt wird. Aber genau so, wie wir uns an dieses schlechte Essen gewöhnt haben, können wir uns auch an gutes Essen gewöhnen. Es dauert nur 21 Tage, um das Unterbewusstsein umzuprogrammieren. In dieser kurzen Zeit stellt es sich auf neue Gewohnheiten ein, diese werden zur Routine. Sie müssen aber die komplette Zeit durchhalten. Probieren Sie es doch mal aus!

Nicht jedem tut das Gleiche gut

Bücher und Artikel über die angeblich einzig richtige Ernährungsweise gibt es zuhauf. Ich habe selbst schon so viele Methoden durchprobiert – nur noch Eiweiß, gar keine Kohlenhydrate, vegetarisch, vegan, Detox… – und nichts hat mir dauerhaft gutgetan. Isst man nur noch Hühnchen, Fisch, Milchprodukte und keine Kohlenhydrate mehr, nimmt man kurzfristig ab. Die Laune steigt, genau wie das Energielevel im Körper. Ich spreche da aus Erfahrung. Aber auf Dauer macht diese Ernährung die Darmflora kaputt. Auch das habe ich schmerzvoll und mit langfristigen Folgen erfahren müssen. Der ganze Körper ist voller Ammoniak und Giftstoffe, weil die Leber nicht mehr mit der Entgiftung hinterherkommt und das komplette Verdauungssystem dank der kaputten Darmflora zu kollabieren droht. Purer Stress für den ganzen Körper. Was also tun?

In meinem ersten Buch »Jeden Tag wurde ich dicker und müder« hatte ich bereits das Ernährungsprogramm »gesund & aktiv« erwähnt. Dabei werden vor dem Hintergrund einer Blutanalyse die für den Einzelnen perfekt passenden Lebensmittel aufgelistet. Mithilfe dieser Auswahl nimmt man nicht nur ab, sondern – und das ist noch viel wichtiger – man bringt den Körper und das Hormonsystem wieder in Balance. Diese Methode ist unter anderem auf der Blutgruppendiät aufgebaut.

Diese vom amerikanischen Naturheilkundlers Peter J. D'Adamo »entwickelte« Ernährungsweise geht davon aus, dass jeder je nach Blutgruppe unterschiedliche Nahrungsmittel verarbeiten und deshalb weniger gut oder besser vertragen und verstoffwechseln kann. Den medizinischen Hintergrund kann man auf vielfältigen Seiten im Internet und in zahlreichen Büchern nachlesen. Auch die ausführliche Kritik an der Methode, die vor allem von Schulmedizinern und zum Beispiel der Deutschen Gesellschaft für Ernährung geübt wurde, kann man dort nachlesen. Machen Sie sich Ihr eigenes Bild.

Ich bin Blutgruppe A und mir geht's, wie gesagt, bei dem Konsum von großen Mengen tierischem Eiweiß schlecht. Das liegt an zu wenig Salzsäure im Magen, was die Verdauung von tierischem Eiweiß und Fett erschwert. Ich hasse Paprika, mag keine Kartoffeln und bin kein Fan von Auberginen und Tomaten. Alles Nachtschattengewächse, die man als Träger dieser Blutgruppe laut D'Adamo meiden soll.

Meine Freundin ist Blutgruppe 0 und kann viel mehr Fleisch und Fisch verdauen als ich, ohne sich schlapp zu fühlen. Ganz im Gegenteil. Dafür reagiert sie sehr negativ auf Gluten und Milchprodukte.

Menschen mit Blutgruppe B vertragen keinen Mais und Weizen, keine Linsen, Tomaten, Erdnüsse, Sesamsamen und kein Hühnchen. Dafür geht es ihnen mit einer Ernährung aus Eiern, fettreduzierten Molkereiprodukten, grünem Gemüse, Ziege, Lamm, Wild und Kaninchen umso besser.

Der sogenannte Mischtyp AB sollte Koffein und Alkohol meiden und seinen Schwerpunkt beim Essen auf Meeresfrüchte (Achtung, Jod!), Milchprodukte und grünes Gemüse legen. Wegen der Neigung zu einer geringen Magensäureproduktion besteht die Gefahr, dass diese Menschen Fleisch schlecht verdauen können und es als Fett speichern.

Vor drei Jahren saß ich nach meiner Eiweiß-Fress-Hochphase bei einem Darmspezialisten, der den daraus resultierende Schlamassel wieder in Ordnung bringen sollte. Er hörte sich meine Ausführungen an und fragte mich nach meiner Blutgruppe. Leicht verwirrt gab ich ihm diese Information. »Schade«, sagte er. »So viel Fleisch! Dabei ist Gemüse doch viel besser für Sie.« Er ging nicht weiter darauf ein. Ein paar Monate später sprach ich ihn noch einmal darauf an. Da erzählte er mir von dem Zusammenhang zwischen Blutgruppe und Ernährung. Seit diesem Zeitpunkt habe ich mich mit der Theorie beschäftigt.

Um es ganz klar zu sagen: Ich halte mich nicht sklavisch daran. Im Internet findet man Hunderte von Listen und Aufstellungen, was wer essen darf und was auf keinen Fall. Das ist in meinem Leben gar nicht praktikabel. Auch bin ich der Meinung, dass der Mensch nicht als Vegetarier oder gar Veganer geboren wurde. Auch wenn sich darüber sicher vortrefflich mit einigen Leuten streiten ließe. Und Peter J. D'Adamo empfiehlt genau das Menschen, die meine Blutgruppe haben, nämlich möglichst vegetarisch zu leben.

Dazu kommt, dass wir Hashimoto-Patienten sowieso bei einigen Lebensmitteln extrem vorsichtig sein müssen. Mehr dazu auf den folgenden Seiten.

Und natürlich sollte man Unverträglichkeiten abchecken lassen und auch im Zuge dieser Ernährungsweise beachten.

Aber als Wegweiser finde ich die Blutgruppendiät eine gute Sache. Und ich beobachte, dass viele Menschen in meinem Umfeld unbewusst genau das am liebsten essen, was sie laut Blutgruppe auch am besten verstoffwechseln können. Der eigene Körper weiß eben, was ihm guttut. Wir sollten diesem Instinkt folgen. Vielleicht müssen Sie ihn erst wieder entdecken. Zu lange haben viele ihn verschütt gehen lassen und mit dem, was alle anderen halt so machen, überdeckt. Doch je mehr der »Zwiebelschalen«, die Ihr Wohlbefinden ummanteln, fallen werden, umso näher bei sich werden Sie sich selbst wieder fühlen. Sie werden schnell spüren, ob eine Maßnahme, eine Tablette oder eine Therapie das Richtige für Sie ist oder nicht. Man muss nur seinem eigenen Gefühl wieder vertrauen.

Ich weiß selbst, dass das nach den oft jahrelangen Erfahrungen mit dieser Krankheit nicht wirklich einfach ist. Wenn man so sehr an sich selbst zweifelt und von Ärzten und der Umgebung als Hypochonder abgestempelt wird, verliert man jegliches Gespür für das eigene Bedürfnis. Aber ich merke an mir selbst, dass dieses Vertrauen in die eigenen Instinkte wiederkommt, je mehr der besagten Zwiebelschalen man abzieht. Man muss nur anfangen, diesen Weg zurück zu sich selbst zu gehen. Machen Sie den ersten Schritt, zum Beispiel mit der Veränderung Ihrer Ernährung.

Grüne Smoothies – die Entgiftungswunder!

Haben Sie in der letzten Zeit Fotos von Hollywoodstars gesehen, die Plastikbecher oder kleine Flaschen mit knallgrüner Flüssigkeit herumtragen? Früher gab es die gleichen Bilder, nur da hatten die Herrschaften Kaffee-Pappbecher in der Hand. Die Zeiten sind vorbei! Hollywood hat grüne Smoothies für sich entdeckt. Und das ist (ausnahmsweise) kein Schnickschnack, den sich die Kim Kardashians, Christy Turlingtons und Gwyneth Paltrows dieser Welt stolz bezahlen lassen. Es ist eine richtig gute Sache, die ihren Weg gerade peu à peu auch nach Deutschland findet.

Mittlerweile gibt es Internetforen, Bücher und Facebook-Gruppen zu dem Thema. Man bekommt grüne Smoothies (oder etwas, das manchmal auch nur so genannt wird) teilweise auch schon an Bahnhöfen und in »gesunden« Fast-Food-Läden. Ich hab sie alle probiert und war immer enttäuscht. Zu viel Zucker! Zu lange rumgestanden! Viel Geld ausgegeben. Also mach ich den Powerdrink lieber selbst! Zu Hause. Geht ganz einfach. Und Sie können ihn mit gutem Gewissen genießen.

Ich habe immer die Zutaten für meinen Lieblingssmoothie im Kühlschrank. Denn es gibt keine schneller zubereitete Mahlzeit, die gleichzeitig glücklich, fit, wach und schön macht. Und ich kann die Zutaten je nach Jahreszeit, Lust und Laune fröhlich variieren. Wichtig ist: Er muss schmecken, sonst machen Sie sich genau einmal einen – und dann nie wieder! Ich spreche aus Erfahrung. Und: Der Gag am grünen Smoothie ist das grüne Gemüse! Vergessen Sie das bitte nicht, wenn Sie mit den Zutaten herumexperimentieren. Also, erstens grün. Zweitens bio! Soweit es eben geht und Ihr Geldbeutel, die Jahreszeit und die Verfügbarkeit es zulässt.

In meinem Freundeskreis greift die Begeisterung für die knallfarbigen Getränke gerade um sich. Sogar Kinder lieben sie. Alessandra Pocher erzählte mir bei einem Interview, dass sie ihren drei Kleinen seit Babyzeiten grüne Smoothies zu trinken gibt.

Tausendmal besser als Gummibärchen – und Natur pur! Je früher die Kleinen zum ersten Mal probiert haben, umso lieber mögen sie die grünen Gesundheitsprotze. Und so geht's:

1. Flüssigkeit

Wählen Sie zwischen stillem Wasser oder Kokoswasser (gibt's im Bioladen, Reformhaus oder Drogerien). Man kann aber auch mal Mandelmilch, Karotten- oder Orangensaft ausprobieren, je nach eigenem Geschmack und Experimentierfreude.

2. Obst

Früchte sind die Geschmacksträger der grünen Smoothies: Ein Apfel, eine Birne, verschiedene Beerensorten, Mango oder Ananas, frische oder tiefgefrorene Bananen (Vorsicht, Zucker!) kann man in den Mixer geben. Ein bis zwei Sorten, nicht mehr. Sonst wird's zu süß. Übrigens, auch Avocados gehören zu den Früchten. Sie geben dem Getränk eine cremige Textur. Unbedingt mal ausprobieren! Das enthaltene Fett ist supergesund und hilft sogar beim Abnehmen.

3. Gemüse

Jetzt geht's ans Eingemachte. Das Gemüse ist der Hauptdarsteller im Smoothie. Vor allem die grünen Blätter liefern wertvolles Chlorophyll, das im übertragenen Sinne Licht in unseren Körper transportiert. Ein kleines Wunder! Lassen Sie es Ihrem Körper möglichst jeden Tag zugutekommen. Er wird es Ihnen danken, denn Chlorophyll ist außerordentlich hilfreich beim Aufbau neuer Blutzellen. Es unterstützt die Entgiftung von krebserregenden Substanzen und fördert die Regeneration von Strahlenschäden. Außerdem unterstützt das Chlorophyll die Wundheilung, die Verdauung und sorgt für einen angenehmen Körpergeruch. Es enthält Magnesium, Eisen, die Vitamine A, C, B6 und K, Folsäure, Kupfer, Kalzium, Kalium und Spurenelemente in ausgewogener Kombination. Gesunde Fettsäuren sind ebenso enthalten wie alle essenziellen Aminosäuren.

Ein bis zwei Hände frischer Spinat und Salat sind meine absoluten Favoriten. Gurken gibt es das ganze Jahr über günstig zu kaufen. Wenn sie nicht bio sind, bitte unbedingt schälen. Bei Kohl müssen wir Hashimoto-Patienten vorsichtig sein. Ab und zu kann man mal ein Kohlblatt mitpürieren, aber bitte nicht zu oft, weil Kohlsorten die Schilddrüsenfunktion noch mehr unterdrücken. Stangensellerie ist nicht jedermanns Sache, aber definitiv einen Versuch wert. Und auch frische Kräuter peppen den Geschmack des Smoothies ungeahnt auf und liefern wichtige Bitterstoffe, die dem handelsüblichen Gemüse und Salat weggezüchtet wurden. Ich liebe Minze, aber auch Basilikum und Koriander. Auf dem Wochenmarkt findet man meist die beste Auswahl und Qualität.

Chlorellapulver ist eine tolle Alternative, gerade wenn es im Winter an frischen Zutaten mangelt. In den Wintermonaten, wenn frischer Spinat zum Beispiel schwer zu bekommen ist, pimpe ich meine Smoothies gern mit Gemüse in Pulverform auf. Ich hab schon Löwenzahn, Brennnessel, Grünkohl und eben Spinat (zum Beispiel von der Firma Lebepur) ausprobiert. Ein bis zwei Teelöffel reichen schon, um dem Getränk eine grandiose Farbe zu verleihen und noch mehr gute Aminosäuren, Vitamine und Mineralien hinzuzufügen.

Optional können Sie noch wertvolle Öle (einen Esslöffel Leinöl oder Kokosöl), Nuss- oder Mandelmus, Reisprotein, Hanfproteinpulver, geschälte Hanfnüsse, Lein- oder Chiasamen, rohen Kakao oder Zimt mitmixen. Dann wird der Smoothie noch gehaltvoller.

Mein Lieblingsrezept

- 300 ml Kokoswasser
- eine große Handvoll frischen Babyspinat
- eine halbe Gurke geschält (wenn sie nicht bio ist)
- ein Apfel, ohne Gehäuse
- eine Limette, geschält

Alle Zutaten ordentlich waschen und im Mixer schön flüssig rühren.

Zum Schluss und wenn der Mixer stark genug ist, kann man noch eine Handvoll tiefgefrorene Mangos dazugeben. Das gibt den absoluten Exotikkick. Lecker! Oder Beeren. Die gibt's das ganze Jahr über im Tiefkühlfach der Supermärkte. Aber bitte immer ungesüßt kaufen!

Achtung: Heidelbeeren und Co. rauben dem Smoothie die grüne Farbe und lassen ihn eher graubraun aussehen. Das ändert nichts am Geschmack und der positiven Wirkung. Im Gegenteil! Zum Herzeigen und Ausschenken sind sie aber eher nicht geeignet.

Gluten

Glutenfrei ist mittlerweile regelrecht zu einem Werbeslogan der Lebensmittelindustrie geworden. Denn damit kann man dem Verbraucher etwas vorgaukeln, was in vielen Fällen gar keinen Sinn macht. Und die meisten wissen noch nicht einmal, was dieses Gluten eigentlich ist und was man nun wirklich nicht essen sollte, um es zu meiden.

Gluten ist das Klebereiweiß in Getreidearten wie Weizen, Dinkel, Roggen, Kamut, Emmer, Einkorn, Hafer und Gerste. Und es ist für Hashimoto-Kranke absolut tabu!

Bei allen anderen Lebensmitteln, die ich hier aufführe, bin ich wirklich entspannt. Finden Sie selber heraus, was Ihnen guttut und was nicht. Die Erklärungen, warum ich es weglasse, liefere ich ja mit. Die Ihre Entscheidung müssen Sie selbst für sich treffen. Aber bei Gluten gibt es kein Vertun: Finger weg! Denn die Molekularstruktur des Glutens ist der des Schilddrüsengewebes sehr ähnlich. Die Gefahr einer Verwechslung durch das Immunsystem ist groß. Das belegen zahlreiche Studien aus unterschiedlichen Ländern. Ganzheitliche Mediziner aus den USA wissen längst um diese gefährliche Verwicklung. Dr. Datis Kharrazian beschreibt in seinem bereits genannten Buch »Schilddrüsenunterfunktion und Hashimoto anders behandeln« die großen Erfolge einer Glutenauslassdiät aus seiner eigenen Praxis. Lebensmittel, die das Getreideprotein enthalten, zu meiden, gehört in seiner Hashimoto-Therapie zu den ersten Maßnahmen.

Es gibt sogar wissenschaftliche Stimmen, die Gluten als (Mit-) Auslöser für Hashimoto Thyreoiditis in Betracht ziehen. Das

Leaky-Gut-Syndrom, das ich schon in Kapitel 4 beschrieben habe und unter dem wohl die meisten Menschen mit Autoimmunerkrankungen leiden, kann auch die Folge von Glutenverzehr sein. Denn in unserem Verdauungstrakt bindet sich Gluten an die Dünndarmwand. Verdauungsbeschwerden und Immunstörungen sind vorprogrammiert. Leider sind (Blut-)Tests meist nicht wirklich aussagekräftig. Dr. Daniel Leffler von der Harvard Medical School behauptet sogar: »Gluten ist für alle Menschen weitgehend unverdaulich. Jeder von uns ist mehr oder weniger glutenintolerant.«

Ich hatte schon lange den Verdacht, nicht gut auf Gluten zu reagieren, und habe die entsprechenden Lebensmittel einfach weggelassen. Es gibt ja heutzutage auch genügend wirklich schmackhafte Alternativen, sei es im Bioladen, im Reformhaus oder in Drogerien. Im Restaurant sag ich schon bei der Bestellung, dass der Kellner gar nicht erst den Korb mit den verführerisch duftenden Backwaren auf den Tisch stellen soll. Dann komme ich gar nicht erst in Versuchung, und er muss das Brot nicht wegwerfen, obwohl ich es gar nicht angerührt habe.

Natürlich ist Gluten noch in vielen anderen Lebensmitteln. Auch hier heißt es: Augen auf und Etiketten lesen! Wobei, stehen auf der Packung mehr als drei Zutaten, womöglich auch noch welche, die ich nicht ad hoc aussprechen kann, stelle ich das Produkt eh meist wieder zurück ins Regal. Back to nature – Sie erinnern sich?

Mein Mann übrigens hat Gluten auch abgeschworen. Und das, obwohl er kein Hashimoto hat. Er hat einfach gemerkt, wie viel fitter er ohne ist, wie viel besser er sich fühlt und wie plötzlich die Pfunde purzelten, als er morgens die Weizenbrötchen gegen Buchweizenschnitten tauschte. So einfach kann das gehen. Wir schleppen sogar in den Urlaub zig Päckchen mit glutenfreiem Brot mit. Bisher hatte noch kein Hotel was dagegen. Und den frei gewordenen Platz im Koffer kann man zurück prima mit Urlaubsmitbringseln füllen.

Die No-Gos bei Hashimoto!

Der Darm und Hashimoto hängen eng zusammen. Das hatte ich schon in Kapitel 4 ausführlich beschrieben. Deshalb kann eine falsche Ernährung schwerwiegende Folgen haben. Und auch bei vermeintlich gesunden Lebensmitteln gibt es für uns ein paar Stolperfallen. Ich hatte es schon in meinem ersten Buch ausgeführt, deshalb gibt es hier nur noch einmal die Kurzfassung:

Es gibt tatsächlich ein paar Gemüsesorten, bei denen Sie Vorsicht walten lassen sollten, vor allem, wenn Sie sie roh verzehren wollen. Denn sie enthalten Enzyme, die die Kropfbildung unterstützen und Ihre Schilddrüse noch stärker bei der Arbeit behindern. Das macht die Einstellung der richtigen Hormondosierung unnötigerweise schwer. Besonders aufpassen müssen Hashimoto-Patienten und Menschen mit einer Unterfunktion vor allem bei folgenden Pflanzen:

- Brokkoli
- Weißkohl
- Grünkohl
- Blumenkohl
- Rosenkohl

- Kohlrabi
- Steckrübe
- Senf
- Rettich
- Brunnenkresse
- Hirse

Soja

Man kann der unscheinbaren Bohne und den Produkten daraus heute kaum mehr entfliehen. Nicht nur Tofu, Sojamilch und Tempeh sind aus der ursprünglich aus China stammenden Sojabohne gemacht. Eiweiß und Öl daraus findet man in Margarine, Backwaren, Fleisch- und Wurstwaren, Fertigprodukten, Eis, Pudding, Milchpulver, sogar in Schokolade und Säuglingsnahrung. Kein Wunder, dass es bei diesem für unseren Körper ungewohnten Überangebot mittlerweile sogar bei Säuglingen zu Allergien kommt. Ursprünglich war die Sojabohne übrigens mal Schweinefutter, davor wurden aus dem Eiweiß der Sojabohne Kunststoffe und sogar Kloschüsseln hergestellt!

Für uns Hashimoto-Kranke spielt aber noch eine ganz andere Tatsache eine schwerwiegende Rolle: Soja enthält Isoflavone, pflanzliche Stoffe, die wie Hormone agieren und das endokrine System durcheinanderbringen. Wissenschaftler zählen sie zur Gruppe der Flavonoide. Diese stören unter anderem die normale Funktion der Schilddrüse, was zu einer Unterfunktion führen kann. Und genau das brauchen wir ja nun wirklich nicht.

Es gibt sogar wissenschaftliche Studien, die belegen, dass Kleinkinder, die mit Sojamilch gefüttert wurden, eher autoimmune Schilddrüsenerkrankungen entwickeln.

Wichtig ist, dieses Wissen im Hinterkopf zu behalten und bewusst die Zutatenliste der Produkte, die man kauft, zu studieren. Ich mache mich deshalb nicht verrückt, aber einen Chai-Tee mit Sojamilch oder Tofu beim Asiaten gibt es für mich nicht mehr jeden Tag. Man muss das Unheil ja nicht mit Gewalt heraufbeschwören.

Kuhmilch

Kuhmilch als Nahrung für Menschen – ja oder nein? Das ist seit einigen Jahren ein heiß diskutiertes Thema. Rund zwölf Millionen Deutsche leiden unter einer Laktoseintoleranz. Das bedeutet, sie können Milchzucker nicht verstoffwechseln. Blähungen, Durchfall, Bauchkrämpfe sind die Folge. Bei mir ist es das Milcheiweiß, was mir Unbehagen bereitet. Auch ohne Test habe ich schon vor Jahren gemerkt, dass es mir ohne Kuhmilch, Käse, Quark, Joghurt und so weiter besser geht. Also hab ich diese Sachen einfach weggelassen.

Heilpraktiker und Alternativmediziner sagen, dass Kuhmilchprodukte den Darm verschleimen. Und genau da sitzt ja unser Immunsystem, das bei Hashimoto sowieso schon ordentlich durcheinandergeraten ist. Außerdem vertragen selbst erwachsene Kühe Milch nicht, sondern nur deren Kälber, weil sie ein spezielles Enzym (Lab genannt) produzieren, um die Milch im Magen zu zersetzen. Erwachsene Kühe würden großen Schaden nehmen, gäbe man ihnen die Babynahrung ihrer eigenen Gattung. Warum sollten dann ausgerechnet wir Menschen die Kleinkinderkost einer anderen Spezies verdauen können?

Verzichten Sie doch mal eine Woche auf alles, was Kuhmilch, Laktose, Milchpulver, Milcheiweiß und so weiter enthält, und schauen Sie, wie es Ihnen damit geht. Wie schon gesagt: Alles, was den Körper entlastet, bringt Sie auf dem Weg zurück zu einem normalen Leben mit Hashimoto wesentlich weiter nach vorne.

Jod

Dass man zu große Mengen Jod als Hashimoto-Patient meiden soll, ist mittlerweile schon bis zu den meisten Ärzten durchgedrungen. Aber warum eigentlich? Jod hat sich als Mit-Auslöser von Autoimmunerkrankungen der Schilddrüse erwiesen. Außerdem verschlimmert es das Befinden bei einer schon bestehenden Autoimmunthyreoiditis, sprich: es führt zu einem Schub. Das bedeutet, dass die Entzündung in der Schilddrüse angeheizt wird und mit jeder Attacke des Immunsystems mehr und mehr Gewebe des Organs zerstört wird. Die meisten spüren dabei eine Art Druck in der Halsregion, als ob jemand einem die Gurgel abdrückt. Herzrasen, Unruhe, Panikattacken, Durchfall, Angstzustände, Hitzewallungen können folgen.

Dabei ist die Menge, die jeder Einzelne verträgt, von Person zu Person verschieden. Manche halten es nicht mal einen Tag an der Nordsee aus, weil schon der Jodgehalt in der Luft bei ihnen Beschwerden verursacht. Wieder andere können ab und zu eine große Portion Seefisch essen, ohne Probleme zu bekommen. Das muss jeder für sich selber austesten. Wichtig ist nur, dass Sie nicht zu lasch mit der Problematik umgehen. Denn mit jedem neuen Schub zerstören Sie nicht nur immer mehr Ihre Schilddrüse, sondern rufen auch das Immunsystem auf den Plan, das beim nächsten Mal vielleicht fälschlicherweise auch noch ein anderes Organ oder Gewebe angreift. Und das würde bedeuten, dass Sie einer zweiten Autoimmunerkrankung ein Stück näher sind.

Wichtig ist auch, dass Sie auf verstecktes Jodsalz in industriell verarbeiteten Lebensmitteln achten. Gut zu wissen ist auch, dass die meisten Rinder, Schweine und Hühner aus klassischer Massentierhaltung mit Jod gefüttert werden. Und das findet sich dann in den daraus hergestellten Produkten wieder. Ganz entkommen kann man der Jodierung heutzutage nicht. Ich hab in meiner Handtasche immer ein kleines Döschen mit Ursalz dabei, von dem ich hundertprozentig weiß, dass ich es gut vertrage. Und bei Fisch halte ich mich zurück. Nach einigen selbst verschuldeten Schüben fällt es mir gar nicht mehr schwer. Ich weiß ja, wofür ich es tue.

Bio oder konventionell angebaut?

In den Supermärkten wächst das Angebot von biologisch angebautem Obst und Gemüse stetig. Als Verbraucher bleibt man aber im Ungewissen, ob es wirklich gesünder ist als konventionell angebaute Produkte. Beim Fleisch, finde ich ist es eindeutig: Der Geschmack ist definitiv besser. Das Stück Hühnchen schrumpelt auch nicht so stark in der Pfanne zusammen, weil es einfach weniger Wasser enthält, das rausläuft und verdampft. Aber wie ist das bei Obst und Gemüse? Sind die Äpfel besser, nur weil sie weniger ansehnlich sind, ein paar braune Stellen haben und ungleichmäßiger als die meist günstigeren Kollegen vom normalen Bauern?

Amerikanische Umweltorganisationen haben zwei Gruppen zusammengestellt, anhand derer man beim Einkaufen entscheiden kann, wo man zu bio greift und wo es vielleicht nicht unbedingt nötig ist, gerade wenn man auf den Preis achten möchte oder muss.

Die »Dirty Dozen« (das dreckige Dutzend) sind die zwölf Lebensmittel aus konventionellem Anbau mit den höchsten Pestizidrückständen:

- Äpfel
- Cherrytomaten
- Trauben
- Nektarinen
- Pfirsiche
- Peperoni
- Gurken
- Erdbeeren
- Paprika
- Sellerie
- Kartoffeln
- Spinat

Genauso wurden die Obst- und Gemüsesorten ermittelt, die am wenigsten belastet sind. Die »Clean 15« (sauberen 15) sind:

- Süßkartoffeln
- Kiwi
- Mango
- Papaya
- Ananas
- Spargel
- Avocado
- Grapefruit
- Pilze
- Zuckermais
- Zwiebeln
- Erbsen
- Kohl
- Aubergine
- Cantaloupe-Melone

Egal, ob nun bio oder nicht, waschen muss man alles, bevor man es isst. Ich hatte immer das Gefühl, dass heißes Wasser und eine Bürste nicht ausreichen, um die Spritzmittel der Chemieindustrie, die zuhauf auf die Pflanzen gekippt werden, wieder abzubekommen. Im Internet bin ich auf Rezepte gestoßen für »Gemüsespülmittel«, die ich mit Dingen, die man in jeder Küche findet, ganz einfach zusammenstellen kann.

Die Zutaten in eine Sprühflasche geben, schütteln, und das Obst oder Gemüse direkt damit benetzen. Danach mit einer Gemüsebürste abschrubben und mit Wasser abwaschen.

Zitronensaft-Essig-Spülmittel:

- 1 Esslöffel Zitronensaft
- 2 Esslöffel weißer Essig
- 1 Tasse Wasser

Essig-Salz-Spülmittel:

- 1/4 Tasse Essig
- 2 Esslöffel Salz

Limonen-Baking-Soda-Spülmittel:

- 1 Esslöffel Limonensaft
- 2 Esslöffel Kaisernatron

Blattsalate, Brokkoli, Stangensellerie und andere Sorten, die man nicht abbürsten kann, lege ich ein paar Minuten in Essigwasser. Dafür mische ich Wasser und Essig in einem Verhältnis von eins zu eins. Danach wieder mit klarem Wasser abspülen und abtropfen lassen.

7. KAPITEL
Sport & Entspannung

Wenn wir über Abnehmen und Entgiften sprechen, kommen wir unweigerlich zum Thema Sport. Viele denken, man muss täglich rennen, stretchen, schwitzen bis zum Umfallen, um die Figur zu shapen, Gewicht zu verlieren und Muskeln aufzubauen. Aber – und das habe ich auch erst in den letzten Monaten wirklich verstanden – das ist total kontraproduktiv. Wie oft habe ich mich nach langen Drehtagen noch in die Laufschuhe gequält und um die Hamburger Alster geschleppt. Der Kopf war nach der Runde vielleicht freier und ich hab ein paar gute Ideen für dieses Buch mit nach Hause gebracht, aber körperlich ging es mir nicht besser. Und, wen wundert's, zudem hatte ich danach meist eine unruhige Nacht, und am nächsten Tag war kein Gramm weniger auf der Waage, im Gegenteil …

Stressen Sie sich nicht! Genau, denn das ist das größte Problem. Die meisten laufen Gefahr, sich eher zu überfordern. Egal, ob im Fitnessstudio, beim Aerobic vorm Fernseher im heimischen Wohnzimmer oder in der Bauch-Beine-Po-Stunde – der Ehrgeiz geht mit vielen durch, wenn man so unbedingt abnehmen möchte.

Da sieht man Heidi Klum jeden Tag in New York und Los Angeles locker-flockig durch die Sonne laufen, mit Beinen dünn wie Streichhölzer und einem charmanten Lächeln auf dem Gesicht. Das sieht alles immer so leicht aus und scheint figurtechnisch ja auch bestens zu funktionieren. Die Victoria's-Secret-Engel machen vor der legendären Dessous-Show jedes Jahr im Herbst Sport, Sport, Sport. Über Wochen, jeden Tag. Und sie haben Figuren zum Niederknien. Das zumindest macht einem die Berichterstattung und der Hype um die Damen glauben. Dabei ist das alles andere als gesund, was Alessandra Ambrosio und Doutzen Kroes da mit ihrem Körper anstellen: Nähert sich der Termin der Show, gibt's nur noch Eiweißpulver zu essen beziehungsweise zu trinken. Und Tag für Tag wird die Wassermenge reduziert. Das sind schon Bodybuilder-Methoden, die hart am Tatbestand der Körperverletzung vorbeischrammen. Aber die Mädels machen es ja mehr oder weniger freiwillig. Bodybuilder trocknen ihren Körper vor Wettkämpfen auch praktisch aus, damit die Muskeln noch besser zur Geltung kommen. Und genauso machen es die Angels, die den Millionen-Dollar-BH und die lustigen bunten Riesenflügel über den Laufsteg tragen und lächeln, als wäre es alles ein Kinderspiel. Das ist es natürlich nicht. Die Topmodels bekommen dafür viel Geld, sehr viel Geld. Und sie begeben sich in professionelle Hände, um diesen übermenschlichen Kampf gegen die Natur jedes Mal aufs Neue durchzustehen. Von Mittelchen, Entwässerungstabletten und Appetitzüglern, die da zum Einsatz kommen, mal ganz zu schweigen.

Das kann nicht unser Weg sein. Die richtige Balance, die Einheit von Körper und Seele (hört sich abgeschmackt an, ich weiß), darum geht's! Und das kriegt man ganz sicher mit Bewegung hin, aber mit der richtigen Art von Bewegung und vor allem mit der richtigen Dosis!

Meine beste Freundin Filiz ist gleichzeitig meine Trainerin. Sie jagt mich am Rande von Hamburg ganz gern ein paar Dünen rauf und runter, lässt mich Liegestütze machen und übers Seil springen. Sie hat ein super Gespür dafür, was ich vertrage, wie mein Energielevel am jeweiligen Tag ist. Aber vor einigen Wochen sagte sie zu mir: »Wenn es dir gesundheitlich gut geht und wir die Anstrengung hochschrauben, schwingt das Pendel immer ganz schnell wieder zurück. Du wirst schlechter, bist schneller erschöpft. Das müssen wir ändern. Lass uns die Anstrengungen reduzieren und lieber langsam aufbauen.« Ich war kurz perplex. Aber sie hatte recht!

Jetzt trainieren wir oft nur zweimal pro Woche. Nach jedem Durchgang Liegestütze, Hocksprünge oder Kniebeugen machen wir strikt eine Minute Pause. Und beim Joggen wird penibel auf die Pulsuhr geschaut. Zu Anfang der Umstellung war an schnelles Laufen gar nicht zu denken. Plötzlich lautete die Devise: Walken! Ungewohnt, aber mir geht's seitdem saugut nach jeder Einheit. Und an den Tagen ohne Termin mit Filiz gehe ich dann auch nicht noch zusätzlich laufen. Oft habe ich auch gar keine Zeit dafür. Aber anders als noch vor einem halben Jahr habe ich dann kein schlechtes Gewissen. Da gehe ich lieber mal entspannt eine halbe Stunde spazieren oder rolle meine Yogamatte auf dem Wohnzimmerboden aus und mach die paar Übungen, die mir gerade einfallen und guttun. Eine halbe Stunde ist besser als nichts. Denn es ist Zeit, die ich mir gönne. Da kommt nicht nur der Körper in Bewegung, sondern vor allem der Geist zur Ruhe. Und das tut mir gut, das spüre ich.

Und dafür gibt es wissenschaftliche Belege. Denn mal wieder trifft es unsere Nebennieren, wenn wir zu doll trainieren. Wird die Belastung für den Körper zu groß, greift er auf Energiegewinnung aus den Zuckerdepots zurück. Das nennt man anaerob. Die Nebennieren versuchen nun verzweifelt, den Blutzuckerspiegel zu stabilisieren, der aber immer wieder nach unten gezogen wird. Das lässt den Cortisolspiegel ansteigen. Dabei kann man ihnen mit Bewegung grundsätzlich viel Gutes tun. Bleiben Sie im aeroben Bereich, sprich: der Körper nutzt die Fettdepots zur Energiegewinnung. Unterstützen Sie nicht nur Ihren Stoffwechsel und die Entgiftung, sondern auch die Genesung der Nebennieren. Der Cortisolspiegel wird so nämlich auf natürliche Weise gesenkt. Wenn Sie unsicher sind, nutzen Sie beim Sport eine Pulsuhr, um die Herzfrequenz zu messen. Was für Sie die richtige Pulsfrequenz ist, um aerob zu trainieren, richtet sich nach Alter und Geschlecht. Im Internet finden Sie Tabellen, mit deren Hilfe Sie das ausrechnen können.

Verstehen Sie mich nicht falsch, ich will Ihnen auf keinen Fall ausreden, sich zu bewegen. Mir sind nur zwei Sachen sehr, sehr wichtig: Erstens, machen Sie sich deswegen nicht noch mehr Stress. Und zweitens, suchen Sie sich die Art der Bewegung aus, die Ihnen guttut. Das muss nicht gleich Hochleistungssport sein. Weniger und dafür dauerhafter ist hier mehr.

Und dann werden Sie schnell merken, wie gut Sport, Yoga, Radeln und dergleichen der Seele tun können. Da erzähle ich Ihnen sicher nichts Neues. Und wenn Sie dann zum Beispiel nach einem strammen Marsch zurück nach Hause kommen, mit roten Bäckchen, guter Laune und einem Lächeln auf den Lippen, dann habe ich alles richtig gemacht – und Sie natürlich auch. Fragen Sie sich immer wieder: Tut mir das gut? Wie fühle ich mich dabei? Sobald irgendetwas zur Quälerei wird, ist es das Falsche für Sie. Egal, ob die Freundinnen oder der Partner den Zumba-Kurs oder die Trekkingstrecke super finden. Das ist dann eben nicht Ihres. Und das ist auch gar nicht schlimm.

Es gibt noch einen Benefit von Bewegung, den wir nicht vernachlässigen dürfen: Muskeln! Ich meine jetzt nicht Berge von Muckis, wie sie Bodybuilder mit sich herumtragen. Ich denke an den von der Natur vorgesehenen Stützapparat, den unser Körper dringend braucht, um Sehnen, Bänder und Knochen zu entlasten und Sie beweglich und fit zu halten. Schon ab dem 30. Lebensjahr wird Muskelmasse abgebaut. Fünf Prozent weniger Muskeln alle zehn Jahre, so lautet die Faustformel der Wissenschaft. Und dem gilt es entgegenzuwirken. Denn Muskeln lassen die Figur nicht nur schöner, straffer und wohlgeformter aussehen und helfen uns, uns wohlzufühlen. Muskeln verbrennen ganz nebenbei (selbst in der Ruhephase) Kalorien. Bedeutet: Je mehr Muskulatur, umso höher der Grundumsatz. Aber: Stress frisst Muskeln auf! Das wissen die oben genannten Bodybuilder ganz genau. Weil sie einerseits genau das nicht möchten, aber zweitens meistens im anaeroben Bereich trainieren, probieren sie diverse Mittelchen aus, um dem Cortisolanstieg, Testosteronabbau und Fettaufbau entgegenzuwirken. Das müssen wir gar nicht. Einfach die Intensität drosseln, dann klappt's auch mit der Muskulatur.

Eigentlich hatte ich geplant, Ihnen in diesem Buch ein paar einfache Übungen zu zeigen. Hübsche Fotos zur leichten Nachahmung. Aber dann fiel mir ein, dass das genau dem entgegensteht, was ich eigentlich sagen möchte: Suchen Sie sich Ihren eigenen Weg und halten Sie sich nicht sklavisch an meinen. Das ist eigentlich die Botschaft des ganzen Buchs. Probieren Sie aus, was Ihnen liegt, suchen Sie sich Ihre Methoden. Denn für Sie gibt es nur einen einzigen Weg, um wieder Sie selbst zu werden: Ihren ganz eigenen.

8. KAPITEL
Zusammenfassung

- »Die Hashimoto-Diät« bezieht sich nicht nur aufs Thema Ernährung. Es geht um den kompletten Lifestyle (Diät bedeutet auf griechisch »Lebensweise«).

- Auf den TSH-Wert zu starren und nur die Schilddrüsenhormone im Auge zu behalten, ist nicht genug bei der Behandlung von Hashimoto.

- Man muss den Körper als Ganzes betrachten: Vor allem das Hormonsystem und in dem Zusammenhang vorrangig den Zustand der Nebennieren.

- Nebennierenschwäche und -überfunktion müssen behandelt werden. Nur so hat man die Chance, den Körper in Balance zu bringen und final auch die perfekte persönliche Schilddrüsenhormondosis zu finden.

- Als zweite wichtige Baustelle gilt es, den Darm anzuschauen.

- Allergien und ein *»leaky gut«* (löchrige Darmschleimhaut) sind Mitauslöser von Autoimmunerkrankungen und damit auch von Hashimoto.

- Das Dreieck aus Darm, Nebennieren und Schilddrüse ist Auslöser, aber auch Therapieziel, wenn es um die Behandlung von Hashimoto geht. Darauf sollte das stärkste Augenmerk gelegt werden.

- Wir befinden uns im Jahrhundert der Autoimmunerkrankungen. Grund dafür ist die immer stärker werdende Umweltverschmutzung und die Konfrontation unseres Körpers mit für ihn unbekannten Weichmachern, Kunststoffen, Chemikalien.

- Entgiften ist der einzige Weg, Hashimoto und anderen Autoimmunerkrankungen die Basis, den Nährboden zu nehmen und zu verhindern, noch mehr Autoimmunkrankheiten wie Rheuma, Diabetes, Lupus, Multiple Sklerose und so weiter zu bekommen.

- Nehmen Sie sich alle Bereiche Ihres Lebens vor: Die Wohnungseinrichtung, das Wasser, das Sie trinken, die Kosmetika, die Sie verwenden, Nahrungsmittel und Kleidung. *Detox your life!*

- Kleine Schritte beim Ändern des Lifestyles versprechen den größten Erfolg.

- Die richtige Ernährung ist Grundlage zur Ausbalancierung Ihres Körpers.

- Je naturbelassener die Lebensmittel, desto besser. Wenn möglich, immer regionale und biologisch angebaute anderen Produkten vorziehen.

- Es gibt keine allgemeingültigen Ernährungsregeln. Jeder braucht andere Nahrung. Ein guter Leitfaden ist allerdings die Blutgruppendiät-Lehre des amerikanischen Naturheilkundlers Peter J. D'Adamo.

- Jod, Gluten, Milchprodukte, Soja und diverse Kohlsorten sollten Hashimoto-Patienten prinzipiell meiden.

- Treiben Sie Sport, aber in Maßen. Übertriebener Aktionismus und zu große Anstrengung bringt Ihre Nebennieren aus der Balance und ist extrem kontraproduktiv. Machen Sie, was Ihnen Spaß bringt, und vergleichen Sie sich nicht mit anderen.

- Verbannen Sie Stress so gut es geht aus Ihrem Leben. Er schwächt Ihre Nebennieren, schürt die Entzündungen in Ihrem Körper und macht Sie anfällig für noch mehr Beschwerden. Diese Maßnahme gehört ganz eindeutig zur Hashimoto-Therapie und muss ernst genommen werden, sonst helfen alle anderen Heilungsversuche nur bedingt.

- Gewicht verlieren Sie ganz automatisch, wenn Ihr Körper seine Mitte wiedergefunden hat. Setzen Sie sich nicht unter Druck und versuchen Sie, das schlechte Gewissen abzuschütteln. Entspannung ist der erste Schritt zum Wunschgewicht – und zum Wohlbefinden.

Nachwort

Sie haben's fast geschafft. Wir sind kurz vorm Ende dieses Buches. Ich weiß, ich mute Ihnen sehr viele, wahrscheinlich noch nie gehörte, zum Teil auch beunruhigende Informationen und Zusammenhänge zu. Blättern Sie einfach von Zeit zu Zeit noch mal durch die Seiten. Ich schleppe immer einen kleinen Block mit diesen knallbunten Klebestreifen mit mir herum, um in den Büchern, die ich gerade lese, wichtige Stellen zu markieren. Nur so finde ich möglichst schnell die Infos wieder, die ich interessant finde und umsetzen möchte. Vielleicht ist das auch eine Anregung für Sie. Mein Buch ist nicht als Ausstellungsstück für Ihre Bibliothek gedacht, sondern als Begleiter für jeden Tag. Knicken, durchstöbern, benutzen Sie es. Unterstreichen Sie Sätze, die Ihnen gut gefallen! Es soll Ihnen wie ein guter Freund sein, der Ihnen ständig mit Rat und Tat zur Seite steht.

Und wenn Sie die für Sie wichtigen Stellen markiert haben, schreiben Sie sich raus, mit was Sie starten wollen. Folgen Sie Ihrem Bauchgefühl! Das ist der beste Richtungsweiser. Vertrauen Sie auf Ihren Instinkt! Der wird Sie sicher führen. Vielleicht bemerken Sie den Erfolg nicht sofort, aber lassen Sie sich bloß nicht entmutigen. Alles braucht seine Zeit.

Erstellen Sie eine Liste, in welcher Reihenfolge Sie die Dinge ausprobieren wollen. Eines nach dem anderen. Auf keinen Fall mehrere Dinge auf einmal. Sonst erkennen Sie im Zweifel gar nicht, was jetzt Wirkung gezeigt hat und Ihnen guttut und was nicht. Wie auch bei dem Tagebuch, das ich ja schon in meinem ersten Buch empfohlen habe, gibt Ihnen diese Liste eine Richtung, eine Hilfestellung zum Entlanghangeln. Und: Sie können sie in der Rückschau immer wieder herausholen, um nachzuvollziehen, was Sie wann geändert haben. Dadurch werden Sie viele interessante Rückschlüsse ziehen können und Ihren Weg zu mehr Wohlbefinden und größerer innerer Balance leicht nachverfolgen können.

Ich blättere gern durch meine Unterlagen. Ich habe ganze Ordner voller persönlicher Aufzeichnungen, Tagebucheinträge, Blutergebnisse, ausgedruckter und gesammelter Informationen aus den letzten sechs Jahren. Sogar kleine Kalender, die früher neben der Waage lagen und in die ich jeden Tag mein Gewicht eintrug (ehrlich gesagt war das eher frustrierend, also lieber nicht nachmachen!). Manche Sachen krame ich heute wieder heraus, weil sie mich damals nicht weitergebracht haben, aber heute plötzlich zu passen scheinen. Ich hatte es ja schon in Kapitel 5 erwähnt: Mein Arzt hatte mir schon Anfang 2011 erzählt hatte, dass Entgiftung das Allerwichtigste ist, um eine Autoimmunerkrankung in den Griff zu bekommen und mich vor anderen Erkrankungen dieser Art zu schützen. Ich habe damals nur halbherzig hingehört und nur wenige Tipps umgesetzt. In diesem Jahr ist die Botschaft bei mir angekommen. Und jetzt passte sie zu 100 Prozent, weil ich so weit bin und mein Geist offen für diese Veränderungen in meinem Leben ist. Ich habe auch keine Probleme mit seltsamen Kommentaren und doofen Bemerkungen zu meiner Ernährung oder Ähnlichem, weil ich ganz bei mir bin. Wenn jemand interessiert fragt, antworte ich gern. Sonst mache ich einfach mein Ding.

»What others think of you is none of your business.« Was andere denken, braucht dich nicht zu interessieren. So lautet ein

Spruch eines indischen Yogis, den ich groß auf meinem Computerbildschirm stehen habe. Wenn ich den Satz lese, muss ich oft schmunzeln. Wir machen uns alle zu viele Gedanken, was der Rest der Menschheit über uns denkt. Dabei bringen uns diese Gedanken überhaupt nicht weiter.

Mein Hausarzt sagte im letzten Sommer zu mir: »Vanessa, jetzt klopf dir mal selbst auf die Schulter! Du bist nur noch einen halben Zentimeter vom großen Ziel entfernt. Und das bisschen schaffst du auch noch!« Ich war perplex. So hatte ich das noch nie gesehen. Ich hatte bisher immer nur auf das geschaut, was noch schiefläuft: Die dicken Augenringe jeden Morgen, der durcheinandergeratene Darm, das schwankende Gewicht, die seltsamen Schmerzen und Taubheitsgefühle in den Füßen, das Auf und Ab meiner Laune, die Nahrungsmittelallergien … Plötzlich wurde ich sehr still. Er hatte recht!

Als ich an meinem ersten Buch gearbeitet habe, saß ich mit einem Bandscheibenvorfall, rebellierendem Darm, überaktiven Nebennieren und Panikattacken vorm Computer und quälte mich. Und heute? Eigentlich geht's mir im Vergleich ganz gut. Niemand, der mich zum ersten Mal trifft, würde erahnen, was ich in den letzten sechs Jahren durchgemacht habe. Manchmal sage ich aus Spaß: »Ich bin chronisch krank, aber dafür sehe ich doch ganz gut aus, oder?« Ein Scherz! Aber mittlerweile kann ich vieles so sehen, mit einem lachenden Auge. Es macht ja auch keinen Sinn, immer Trübsal zu blasen. Dafür bin ich weder der Typ noch bringt es mich voran.

Sicher gibt es immer noch vereinzelt Tage, an denen ich ein bisschen geknickt bin. Auch bei mir läuft nicht immer alles glatt.

Aber dann denke ich an den Spruch meiner Freundin: »Aufstehen, schütteln, Krönchen zurechtrücken und weiter geht's!« Und das stimmt. Gehen Sie aufrecht durchs Leben! Nehmen Sie sich die Pausen, die Ihr Körper braucht, lernen Sie, auch mal Nein zu sagen. Bestehen Sie auf der richtigen Behandlung beim Arzt! Kämpfen Sie für sich! Stehen Sie auf, wenn Ihnen etwas nicht passt! Und wenn die anderen blöd gucken, was soll's! Es ist Ihr Leben und nur Sie können dafür sorgen, dass es Ihnen gut geht. Und das sollten Sie dringend!

Keiner von uns ist ewig auf dieser Welt. Machen Sie aus der kostbaren Zeit, die Sie haben, etwas Gutes! Und fangen Sie gleich heute damit an. Ich wünsche Ihnen viel Erfolg, und ich glaube ganz fest daran, dass Sie das schaffen. Ich hab's auch hingekriegt, und es war gar nicht so schwer …

Bücher-, Webtipps & Bezugsadressen

Büchertipps

Ernährung & Entgiftung:

- Dr. Joachim Mutter: »Grün essen!«, VAK Verlags GmbH
- Dr. Joachim Mutter: »Lass dich nicht vergiften«, Gräfe und Unzer
- Dietmar Ferger: »Jungbrunnenwasser«, Librion Verlag
- Sigi Nesterenko: »Entgiften von A bis Z«, Rainer Bloch Verlag

Schilddrüse (Hashimoto), Nebenniere & Darm:

- Datis Kharrazian: »Schilddrüsenunterfunktion und Hashimoto anders behandeln«, VAK Verlags GmbH

Nebennieren:

- Dr. med. James L. Wilson: »Grundlos erschöpft?«, Goldmann Verlag
- Shawn Talbott: »The Cortisol Connection: Why Stress Makes You Fat and Ruins Your Health – And What You Can Do About It «, Hunter House Publishers (bisher leider nur auf Englisch)
- Shawn Talbott: »The Cortisol Connection Diet: The Breakthrough Program to Control Stress an Lose Weight«, Hunter House Publishers (bisher leider nur auf Englisch)

Progesteron(mangel):

- Dr. med. Michael Platt: »Die Hormonrevolution«, VAK Verlags GmbH

Webtipps & Bezugsadressen

www.hashimoto-deutschland.de

Auf unserer Website finden Sie neueste Artikel, eine Liste von Ärzten (und demnächst auch Heilpraktikern), die uns von Betroffenen empfohlen wurden, Adressen von Selbsthilfegruppen und Hintergründe zum Thema Hashimoto.

Auf der dazugehörigen Facebook-Seite »Hashimoto Deutschland« können Sie sich mit anderen Hashimoto-Patienten austauschen, Fragen stellen, Anregungen und Wünsche loswerden.

www.zentrum-der-gesundheit.de

In diesem unabhängigen Internetportal findet man unzensierte Informationen und Beiträge zu den Themen Gesundheit, Ernährung und Naturheilkunde. Extrem umfangreich und wirklich interessant!

www.mindbodygreen.com

Smoothie-Rezepte, Tipps zur Entgiftung für Körper und Wohnung, zum Leben ohne Gluten und und und findet sich auf dieser englischsprachigen Website. Unbedingt für den Newsletter anmelden, dann verpasst man keine neuen Artikel.

www.drhuber.at

Sehr gut verständliche Texte zum Thema Hormone und Anti-Aging, Übergewicht, Stress, aber auch zum Zusammenhang zwischen Hormonen und Darm vom Wiener Hormonexperten und Arzt Professor Dr. Johannes Huber.

www.mueller-tyl.at

Noch ein Hormonspezialist aus Österreich, der die hormonellen Zusammenhänge im menschlichen Körper leicht verständlich beschrieben online gestellt hat: Auf der Seite von Prof. Dr. Erich Müller-Tyl bekommt man einen guten Einblick in das komplexe (Hormon-)System unseres Körpers und erfährt viel über Therapiemöglichkeiten, Nutzen und potenzielle Gefahren.

www.akademie-bauen-wohnen-gesundheit.de

Jürgen Harder und sein Team sind integrale Baubiologen und kennen sich bestens aus mit allem, was uns in unserem Zuhause (sei es die Mietwohnung oder das eigene Haus) und am Arbeitsplatz auf Dauer schadet: Schimmelpilze, Elektrosmog, Wasseradern, Wohngifte und so weiter.

www.zeolith-bentonit-versand.de

Hier bestelle ich immer meine ZeoBent-Ration. Das Puder entgiftet noch ein bisschen besser als das Pulver. Wenn man viel unterwegs ist, sind wahrscheinlich die Kapseln am sinnvollsten. Meiner Meinung nach das beste Entgiftungsmittel für jeden Tag, unkompliziert und extrem wirkungsvoll.

www.gesund-aktiv.com

Wer unterstützt Gewicht verlieren möchte, dem empfehle ich dieses Programm. Zuerst wird das Blut analysiert. Daraufhin bekommt man eine Lebensmittelliste, aus der man sich Gerichte zusammenstellt. Die Methode ist sehr individuell und trotzdem alltagstauglich. Und sie stützt sich unter anderem auf die Blutgruppen-Lehre.

www.ganzimmun.de

Das Labor von Dr. Ralf Kirkamm macht meiner Meinung nach die besten Blut- und Stuhltests mit den detailliertesten Ergebnissen und einer optischen Darstellung der Ergebnisse, die auch Laien sofort verstehen. Hier bekommt man auch den Neuro-Balance-Test, mithilfe dessen man herausfinden kann, ob die Nebennieren zu viel oder zu wenig Cortisol, DHEA, Adrenalin, Noradrenalin und Serotonin produzieren. Meiner Meinung nach einer der wichtigsten Check-ups, um eine signifikante Besserung des Allgemeinbefindens bei Hashimoto herbeizuführen. Sprechen Sie Ihren Arzt oder Heilpraktiker darauf an.

www.imupro.de

Durch den ImuPro-300-Test erfahren Sie schnell, welche Nahrungsmittelunverträglichkeiten bei Ihnen vorliegen. Das kann zu zahlreichen Symptomen führen, die man nicht mit einer solchen Unverträglichkeit in Verbindung bringen würde. Sprechen Sie Ihren Arzt an, wenn Sie den Verdacht haben. Einmal Blut abnehmen reicht schon, um Gewissheit zu haben.

www.kalzium-magnesium.de

Ich bin schon seit Langem ein großer Fan von DOL ALEX, einem weißen Urmineralpulver, in dem Magnesium und Kalzium im für den Menschen perfekten Verhältnis enthalten sind. Keine Chemie, reine Natur. Durch diese natürliche Mineralisierung kann der Körper besser entsäuern, entgiften und entschlacken. Auf der Website gibt es auch Ursalz zu kaufen, das es mittlerweile in die Sterneküchen von etwa Johann Lafer geschafft hat. In meiner Küche steht das schon lange, und unterwegs hab ich immer ein kleines Beutelchen davon dabei.

www.vitamineland.de

Der amerikanische Arzt und Bestsellerautor Dr. James L. Wilson empfiehlt in seinem grandiosen Buch »Grundlos erschöpft?« Kälbernebennierentabletten, um die ermüdeten Nebennieren wieder in Schwung zu bringen und sie mit allen dafür nötigen Nährstoffen zu versorgen. Das wirkt wirklich, ich hab's nicht nur einmal ausprobiert! Aber man sollte die Tabletten gezielt und vorsichtig einsetzen, weil die Wirkung schnell eintritt. Auf der Website www.vitamineland.de bekommt man das besagte Mittel unter dem Namen »Cytozyme AD« von der Firma Biotics.

www.lebepur.com

Hier bekommt man die in Kapitel 6 erwähnten Pflanzenpulver, um auch im Winter oder wenn man keine frischen Zutaten zu Hause hat leckere grüne und abwechslungsreiche Smoothies herzustellen. Definitiv einen Versuch wert!

www.bester-mixer.de

Es gibt unglaublich viele Mixer auf dem Markt. Ich bin ein großer Fan von Vitamix, dem meiner Meinung nach besten Gerät. Das hat natürlich seinen Preis, man bekommt aber sieben Jahre Garantie und hat zwei PS Kraft unter der Mixerhaube. Wer täglich grüne Smoothies trinkt und gegebenenfalls eine ganze Familie damit versorgt, wird früher oder später darauf zurückgreifen.

www.akademie-laden.de

Der AlkaFlow wird einfach an den Wasserhahn in der Küche angeschlossen. Kein Wasserkisten-Schleppen mehr, dafür alkalisches Wasser, das herrlich weich schmeckt und den Körper perfekt mit Flüssigkeit versorgt und bei der Entgiftung unterstützt. Ich hab mittlerweile meine komplette Familie und den Freundeskreis damit versorgt und alle sind begeistert. Der Filter wird alle sechs Monate ausgewechselt, mehr Pflege braucht das Gerät nicht. Unter der Rubrik »Wasserfilter« findet man den AlkaFlow.

www.biovea.com/de

Faire Preise, sehr gute Qualität und Nahrungsergänzungsmittel und andere Tabletten, die man ansonsten im Internet lange suchen muss. Das Cortisol senkende Phosphatidylserin, DHEA und homöopathisches Wachstumshormon bekommt man hier portofrei zugeschickt. Aber bitte vorher immer mit dem behandelnden Arzt oder Heilpraktiker absprechen!

www.body-attack.eu

Hier bestelle ich GABA, L-Carnitin und Grüner-Tee-Kapseln. Sehr gute, geprüfte Qualität, schneller Versand und die für mich perfekten (relativ hohen) Dosierungen der Mittel. Ein Hamburger Unternehmen, spezialisiert auf Sportlernahrung, deren Produkten ich vertraue.

Danksagung

Solch ein Buch kann nicht entstehen ohne das Verständnis und die Unterstützung von ganz vielen Menschen. Allen voran mein Mann Holger. Nur Deine Liebe und Deine starke Schulter haben mich so aufrecht durch die letzten Jahre gehen lassen. Ich bin Dir unendlich dankbar und ich widme Dir dieses Buch. Jede Umarmung von Dir, jedes Lächeln und jeder Kuss geben mir wieder Kraft, wenn ich denke, es geht nicht mehr weiter. Jedes aufmunternde Wort ist wie ein warmer Regen. Und Dein Lob macht mich wirklich stolz. Ich liebe Dich! Und ich verspreche Dir: Kein Buch mehr im Jahr 2014!

Die zwei wichtigsten Menschen, die im vergangenen Jahr nicht viel von mir hatten, sind meine Eltern. Mama und Papa, ich liebe Euch!

Mein Sonnenschein, Filiz, mit Dir kann ich lachen wie mit niemandem sonst. Jede Runde mit Dir durch die Boberger Dünen ist wie ein Miniurlaub für meine Seele. Eine Auszeit für meinen Geist und eine Wohltat für meinen Körper. Danke für jede Sekunde mit Dir!

Ich stünde heute nicht so positiv in die Zukunft blickend da, hätte ich nicht so viele Experten an meiner Seite, die mit großer Geduld und offenem Geist mit mir zusammen an meiner Gesundheit arbeiten. Allen voran mein großer Lehrer Dr. Til Steinmeier. Danke sagen ist nicht genug für Ihren Einsatz! Sie sind der wichtigste Begleiter für mich auf meinem Weg und ein weiser und mutiger Ratgeber.

Wir sind zusammen gewachsen, liebe Kirsten Gröling. Ich profitiere so viel von Deinem Wissen und liebe Deinen sanften Weg, wenn ich mal wieder mit dem Vorschlaghammer draufhauen will.

Ich kenne niemanden, der mehr Energie und Begeisterung für seinen Job verströmt: Dr. Jörn Reckel, der Darm-Spezialist, dem niemand das Wasser reichen kann. Nachts um 23 Uhr beantwortet er noch Mails und fährt nach Österreich »in Urlaub«, um dort jeden Tag Vorträge zu halten, damit möglichst vielen Menschen bei ihren Beschwerden geholfen werden kann. Ein großes Vorbild!

Keiner ist so unverwechselbar wie mein Zahnarzt Dr. Harold Eymer. Doch er kann viel mehr, als Zähne heile machen. Die unorthodoxen Wege, die kompliziertesten Zusammenhänge, die neu zu beschreitenden Pfade, das sind seine Spezialgebiete. Danke für jede (verrückte) Idee!

Sie haben meine Wohnung auf den Kopf gestellt und mir Wünschelruten in die Hand gedrückt. Der Baubiologe Jürgen Harder und der Bioresonanzdiagnostiker Udo Grundmann haben mit minimalen Veränderungen so viel Gutes in mein Leben gebracht. Jeder Termin ist so spannend wie ein Krimi. Ich freue mich auf alles, was sie mir noch erzählen, und staune wie ein kleines Kind.

Liebe Birgit Sander, niemand schubst einen so sanft und gleichzeitig bestimmt in die richtige Richtung, nämlich an den Schreibtisch. Vielen Dank für Deine Geduld und das große Verständnis. Und für die schönen Telefonate zwischen München und Hamburg, die immer ein bisschen zu lange dauern. Aber warum soll Arbeit nicht auch Spaß machen?

Er hat den herrlichen pinkfarbenen Schmetterling und das Logo für meine »Hashimoto Deutschland«-Seite entworfen. Ricky Breitengraser, Du hast meiner Arbeit und meinem Anliegen ein Gesicht gegeben und hast im Schweiße Deines Angesichts an der Website und dem Shop gebastelt. Danke!

Ein dickes Danke an mein Team, die hinter der Website www.hashimoto-deutschland.de und der dazugehörigen Facebook-Seite stehen. Ihr seid die Besten!

Last but not least möchte ich allen Facebook-Fans von »Hashimoto Deutschland« danken, allen, die mir Briefe, Faxe und Mails geschrieben, ihren Arzt empfohlen und mich an ihren Schicksalen haben teilhaben lassen. Vielen Dank für jede Kritik und das große Lob. Wenn ich sehe, dass ich mit meiner Arbeit andere erreiche und ihnen nur ein bisschen weiterhelfen kann, ist das der größte Ansporn für mich weiterzumachen. Auch ich bin dankbar für das Gefühl, dass ich nicht allein bin mit Hashimoto. Ohne die vielen Leser meiner Bücher und die Besucher meiner Lesungen wäre auch ich nur eine einzelne Stimme im Kampf für mehr Akzeptanz und bessere Therapien. Bitte bleiben Sie zusammen mit mir und den vielen anderen dran! Nur gemeinsam können wir für uns alle bessere Behandlungen und größere Aufmerksamkeit erreichen. Wir haben schon so viel erreicht. Lassen Sie uns gemeinsam diesen Weg weitergehen.

Register

V

W

Y

Z